# Accidenté

Mathias Coppa

# Accidenté

*Le parti pris de la guérison*

Préface du Pr Arnold Munnich

Editions Glyphe
85, avenue Ledru-Rollin – 75012 Paris
www.editions-glyphe.com

**Chez le même éditeur (extrait)**

Pierre Kamoun (sous la direction de).
*Paroles de malades, paroles de médecins.*

Stéphanie Bourreau.
*Lucie, lumière disparue.*
*Vivre après une interruption médicale de grossesse.*



ISBN 978-2-35815-007-1

# Préface

Mathias, je suis fier de toi...

À tourner les pages du livre de Mathias, à pénétrer dans ce qu'il nous livre de plus intime, de plus personnel de sa vie, j'éprouve un sentiment contrasté et paradoxal d'étrangeté et de bien connu à la fois. De nouveau et de familier.

Comme si son histoire était un peu la mienne. C'est que, pour accompagner depuis tant d'années ces jeunes concernés par l'ataxie de Friedreich, j'ai appris de ces enfants, de leurs familles, ce qu'est devenue leur vie avec la maladie, ce que sont leurs doutes, leurs épreuves, leurs souffrances, ce qu'il leur reste d'espoir. Je sais les paroles meurtrières qui ont été prononcées par certains médecins, ces coups de fusils tirés à bout portant que sont trop souvent les paroles médicales et les annonces diagnostiques. Je sais aussi les trésors d'humanité de certains soignants, les sursauts d'énergie dont sont capables ces jeunes gens. Je sais le temps, l'énergie, la force de persuasion qu'il faut pour parvenir à redonner confiance, pour reconstruire un projet de vie, pour sécher les larmes.

Je veux y croire car la recherche nous réserve tant de surprises et nous donne tant de raisons d'espérer. À preuve les surprises et les promesses que nous réserve la compréhension du mécanisme de l'ataxie de Friedreich. Voilà que de l'identification du gène et de la compréhension du mécanisme de la maladie émergent plusieurs pistes prometteuses pour le traitement. Et nous voilà désormais dans l'ère des premiers essais cliniques de médicaments taillés sur mesure.

Alors aie confiance, Mathias, sèche tes larmes. Ce n'est plus l'heure de baisser les bras. C'est au contraire l'heure de travailler la main dans la main, dans une alliance, un pacte qui unit nos enfants, les chercheurs et les médecins. Je suis fier de toi, Mathias, qui as mené ton projet jusqu'à son terme ultime.

Merci de ce livre. Merci du supplément d'âme qu'il nous apporte. Merci de ce témoignage qui nous rappelle à notre devoir d'écoute, à l'exigence d'humanité et de solidarité devant cette injustice de la naissance. Ton histoire, c'est aussi la nôtre.

**Professeur Arnold Munnich**

# Sommaire

*Je ne sais pas vraiment par où commencer. Si c'est si compliqué de raconter sa vie et ce que l'on ressent, pourquoi je m'entête à écrire ? Qu'est ce qui me pousse à écrire au lieu de parler ? En fait, c'est peut-être que je n'arrive pas à parler réellement de moi ; même et surtout face à des gens qui sont là pour ça, les psychologues. Écrire me paraît plus facile que parler. Ce livre ou ce journal sera ma propre psychanalyse.*

# Avant-propos

Voici le récit de ce qui m'est arrivé il n'y a pas très longtemps. La cause en est simple, je suis handicapé. Je souffre d'une maladie génétique (c'est-à-dire due au défaut d'un gène) orpheline héréditaire (l'anomalie génétique fait partie du patrimoine génétique transmis par mes parents lors de ma conception). Le syndrome dont je suis atteint s'appelle l'ataxie de Friedreich. Elle est dite « orpheline » du fait de sa rareté (d'une fréquence d'environ une personne sur cinquante mille en France). C'est une maladie que je qualifierais de vicieuse, car elle est évolutive et elle évolue différemment d'une personne à l'autre, ce qui la rend imprévisible. Pour être clair et bref, ma maladie fait partie de celles dont on parle au Téléthon, qui a lieu tous les ans début décembre.

Nous sommes tous porteurs de 5 à 6 % d'anomalies génétiques rares. La probabilité pour un homme ou une femme de rencontrer quelqu'un avec la même anomalie génétique est donc très faible, pourtant cela existe, et j'en suis une preuve vivante. Étant tous les deux porteurs sains (non malades), mes parents avaient une chance sur quatre de concevoir un enfant malade ; seulement ils n'avaient aucun moyen, au moment de la conception, de savoir qu'ils pouvaient transmettre une telle maladie. Et sur trois enfants, je suis le seul malade.

A la naissance, j'étais un bébé comme les autres, rien ne laissait présager un handicap quelconque et jusqu'à six ou sept ans ma croissance s'est passée tout à fait normalement. Tout le monde ignorait la présence sournoise de l'anomalie génétique dans mon ADN.

Pourtant en marchant, je trébuchais, je titubais et je me tordais les pieds plus souvent que la moyenne et c'est ce qui a amené les personnes de mon entourage à se poser des questions. Finalement, quelques années après avoir enchaîné les consultations et examens médicaux, le diagnostic « ataxie de Friedreich » a été posé.

Les troubles de l'équilibre, symptôme primaire de la maladie, rendaient ma démarche de plus en plus difficile et s'ajoutaient à cela une faiblesse musculaire de mes jambes ainsi qu'une déformation progressive de mes pieds. Rien de tout ceci n'était vraiment douloureux ; le plus difficile était d'essayer d'expliquer ma drôle de démarche aux autres pour éviter les moqueries.

Mon état s'est aggravé d'année en année sans que l'on ne sache comment stopper ce mal qui me rongeait de l'intérieur. Seule la pratique régulière de la kinésithérapie semblait ralentir ce fléau dont personne ne pouvait me garantir l'issue.

Juste avant mon seizième anniversaire, j'ai fait ma première rentrée des classes en fauteuil roulant manuel, et cela m'a permis de découvrir une certaine autonomie. En effet, à quinze ans on a envie d'indépendance, de sortir en ville seul, de pouvoir aller boire un verre avec des amis en terrasse, etc. Jusque-là, à cause de mes grandes difficultés de déplacements, tout cela m'avait été impossible et le fauteuil roulant allait me le permettre.

Malheureusement d'autres symptômes, minimes jusque-là, ont aussi évolué : des troubles de la motricité fine[1], des raideurs dans les jambes et de terribles réflexes où le moindre contact inattendu avec mes pieds s'ils étaient nus engendrait de vives rétractions de mes membres inférieurs. Tout cela m'était évidemment désagréable, mais pas réellement douloureux ; le plus difficile était de surmonter les difficultés que ces genres de symptômes engendraient dans ma vie quotidienne : la récupération des cours intégraux que je

1. C'est-à-dire des petits troubles dans la coordination de mes gestes précis. Ceux-ci m'avaient empêché d'acquérir une belle qualité de graphisme ainsi que de développer ma rapidité de rédaction à l'école primaire puis au collège et qui me gênaient de plus en plus au lycée pour la prise de notes en cours ainsi que pour la rédaction de mes devoirs.

n'arrivais plus à prendre en note par moi-même, la manipulation difficile des petites choses comme les pièces de monnaie ou les touches de mon téléphone portable, l'habillage acrobatique du matin pour enfiler un pantalon, etc.

Malgré tous les obstacles causés par ma maladie, j'ai obtenu mon baccalauréat sans avoir redoublé aucune année et je suis entré en Institut Universitaire de Technologie à Metz. Mes difficultés me ralentissant énormément vis-à-vis de mes camarades, j'ai entrepris une réorientation avant la fin de la première année. Je voulais affirmer mon autonomie en prenant un logement seul dans une ville voisine. Je suis donc parti en faculté de droit à Nancy dès la rentrée suivante.

J'ai parfaitement réussi à gérer ma vie en autonomie avec la faculté, la kinésithérapie, mes difficultés et tout ce qu'une vie de jeune étudiant inclut.

Un an s'est passé sans aucun problème et j'attendais la deuxième rentrée dans mon petit appartement lorsqu'un accident m'est arrivé.

# L'ACCIDENT

C'ÉTAIT UN JEUDI, le soir de l'émission de catch à la télévision, le 15 septembre 2005. Il était environ 22 h. Chaque semaine le show commence vers 22 h 30. J'avais donc le temps d'aller me laver avant. Je me suis déshabillé, passé aux toilettes et je suis entré dans la baignoire.

D'habitude j'ouvrais l'eau pour mon bain depuis le WC (celui-ci se trouvant à proximité du bout de la baignoire auquel est fixée la robinetterie) pour être sûr de la température, mais pas ce jour-là.

*

* *

Mon handicap m'a fait très rapidement adopter une espèce d'organisation dans ma vie quotidienne depuis que j'ai emménagé dans mon petit appartement nancéen : pour me laver, je fermais la porte à clef (mais pas ce jour-là) ensuite je me déshabillais, j'allais à la salle de bain et une fois sur le WC je faisais couler l'eau pour mon bain car je n'ai jamais réussi à me servir de la pomme de douche, j'entrais enfin dans la baignoire puis me lavais.

Pour m'habiller, après le bain, je passais devant le placard, je prenais les vêtements propres qu'il me fallait pour le lendemain ; ainsi le matin mes habits étaient sur mon fauteuil roulant et je pouvais m'habiller sur mon lit. Ensuite, toilette, petit-déjeuner…

Ainsi, toute ma façon de ranger, même de poser les choses était réfléchie, prévue pour un accès facile.

Ce jour-là, dans la précipitation, je n'ai pas pensé à faire couler l'eau. Je suis passé au WC trop rapidement et je me suis vite transféré dans la baignoire… Assis au fond de la baignoire, la robinetterie face à moi (une vieille robinetterie avec le robinet d'eau chaude à gauche et celui d'eau froide à droite), je me rappelle m'être dit en moi-même : « Merde ! J'ai oublié l'eau, il faudrait que je ressorte avant de la faire couler, histoire d'éviter un accident. » C'est un peu comme une prémonition, un pressentiment, une petite pensée qui me disait : attention !

Le pire, c'est que j'aurais largement eu le temps de ressortir de la baignoire et de faire couler l'eau à bonne température (ça m'aurait pris cinq ou six minutes de plus que d'habitude), ensuite me laver me prenait entre vingt et trente minutes, donc dans le pire des cas, j'aurais allumé ma télévision tout juste pour le début de *Puissance catch*. Mais non, il m'a manqué le courage de faire l'effort de ressortir ; de plus, l'envie d'aller le plus vite possible regarder la télé a été plus forte. Cet acte d'indolence m'aura été fatal !

Je suis donc resté dans la baignoire, j'ai mis le bouchon et je me suis avancé pour atteindre les robinets face à moi.

Ma mère m'avait acheté un tapis de bain antidérapant bleu que je trouvais gênant pour m'essuyer, désagréable sous mes fesses et sous mes pieds ; je ne l'utilisais donc jamais, il était roulé et posé sur le seul petit meuble de la salle de bain (la salle de bain d'une personne handicapée en fauteuil roulant doit être un minimum spacieuse et l'espace au sol maximum pour pouvoir se retourner facilement en fauteuil). Ce jour-là, comme tous les autres, je ne l'avais pas mis.

J'ai posé mes mains sur les robinets, et c'est là que j'ai glissé et je ne sais ni pourquoi ni comment, mais seule ma main gauche avait ouvert le robinet ; l'eau chaude s'est mise à couler. Au début, elle était tiède, puis, de plus en plus chaude et elle remplissait la baignoire.

Moi, je me remettais de ma petite glissade, je commençais à voir plein de vapeur d'eau et d'un seul coup j'ai eu ce réflexe de mes jambes qui se replient violemment sur moi dès que mes pieds frôlent quelque chose de chaud, de froid ou de dur. Si je n'avais pas eu les bras un peu musclés, je serais sans doute retombé en arrière.

Avant tout, j'ai essayé de me concentrer pour calmer mes jambes, mais plus j'essayais, plus l'eau coulait, plus la chaleur augmentait et l'eau commençait à me brûler les pieds.

C'était de pire en pire, j'ai bien essayé plusieurs fois (impossible de me rappeler combien) de fermer ce robinet et d'ouvrir celui d'eau froide, mais à chaque fois je glissais à nouveau en arrière à cause de l'eau qui a commencé à remplir la baignoire. Le robinet coulait toujours et mes fesses s'ébouillantaient aussi. La douleur augmentait en même temps que le niveau de l'eau, au point que même mes mains se sont mises à trembler.

Ensuite, j'ai reculé en essayant de m'élever au-dessus de l'eau ; je retombais à chaque fois, et des gouttelettes bouillantes m'éclaboussaient le corps et me faisaient perdre le contrôle de mes membres, je tremblais, je suffoquais de douleur.

J'étais tellement crispé qu'il m'était presque impossible de réfléchir. Je me souviens de la seule pensée qui m'ait traversée l'esprit : « SORTIR, C'EST LA SEULE SOLUTION ! »

C'est sans doute à des instants comme celui-là qu'on découvre que son corps est doté de réflexes instinctifs, insoupçonnables et inexplicables. Des réflexes d'une force surnaturelle, et pourtant bien réels.

Sans savoir comment, j'ai réussi à m'élever au niveau du bord de la baignoire et, dans un sursaut d'énergie, je me suis balancé d'un coup sec sur le côté pour tomber à côté de la baignoire. J'ai roulé sur le sol. Mes pieds me faisaient horriblement souffrir. J'avais l'impression qu'on me les arrachait dès qu'ils touchaient le sol ou mon fauteuil roulant (qui avait dû reculer devant la porte lors de ma roulade).

À ce moment-là, j'ai eu un éclair de lucidité : l'eau coulait toujours, la baignoire se remplissait de plus en plus d'eau bouillante. Il fallait absolument l'arrêter, sinon… l'eau serait montée, elle aurait débordé, inondé la salle de bain et tout le studio. Et moi, par terre, j'aurais été ébouillanté… Jusqu'à quand ? Qui serait venu et combien de temps serais-je resté là ?

Je me suis redressé le dos contre la baignoire et, d'une main tremblante, j'ai fermé le robinet. C'est là que j'ai vu ma main. Elle était rouge. Elle fumait. La peau était décollée et blanche par endroits. J'ai regardé mon pied et tout le dessus était blanc, alors je n'ai pas réfléchi et j'ai arraché cette peau morte ; je me souviens avoir hurlé de douleur. Ce geste, ajouté au fait d'être assis sur une plaie, m'a fait perdre la tête. Je hurlais à la mort et pourtant, je me suis entêté à vouloir enlever le bouchon au fond de l'eau toujours fumante. J'ai ouvert l'eau froide. J'ai mis la main brûlée dessous pour calmer un petit peu la douleur. J'ai pris ma respiration, serré les dents très fort et plongé la main pour attraper la petite chaîne attachée au bouchon. L'eau me faisait trop mal alors j'ai retiré ma main et je l'ai remise sous l'eau froide. J'ai dû recommencer quatre ou cinq fois avant de réussir à attraper la tirette du bouchon pour vider la baignoire.

Pour arrêter cet enfer, il me fallait prévenir quelqu'un et le téléphone était l'unique solution.

J'étais paniqué, il y avait le fauteuil roulant entre la porte et moi. Alors je l'ai attrapé, je l'ai tourné avec des gestes brusques et incontrôlés. Une fois le chemin dégagé, j'attrapai tout ce qui pouvait m'aider à progresser hors de la salle de bain, à passer devant le placard et à traverser la pièce principale de mon petit appartement et tout ça en rampant, en laissant une trace rougeâtre sur mon passage.

Ce soir-là j'avais mis mon téléphone portable en charge près de la tête de mon lit, c'était un Motorola V600, un téléphone à clapet qui a la fonction mains libres (ce petit détail a eu énormément d'importance).

J'avais bien essayé de ramener un drap de bain avec moi, pour pouvoir me couvrir, mais celui-ci est resté coincé dans le pied de mon lit. La douleur était telle que je n'ai pas perdu de temps à retourner le chercher. Je me suis plutôt traîné jusqu'à l'avant du lit pour saisir mon portable.

J'ai essayé d'appeler ma tante, qui n'habitait pas très loin de ma résidence, Géraldine – une copine de la fac qui avait aussi un studio dans la même résidence que moi, mes parents (dont la maison est située à Metz) et les pompiers.

Malheureusement, je suis tombé directement sur la boîte vocale de ma tante; Géraldine ne devait pas avoir son portable sous la main car à la cinquième sonnerie il y a eu sa messagerie.

Ne voulant pas l'inquiéter, j'ai voulu raccrocher tout de suite, mais, avec une main ébouillantée, j'avais beaucoup de mal à manipuler mon téléphone, rien que l'ouvrir m'a posé problème. Le bip de début d'enregistrement de son répondeur a retenti et je n'arrivais toujours pas à couper la communication. Lorsque j'ai enfin réussi, quelques dizaines de secondes s'étaient écoulées.

Ensuite, j'ai douloureusement composé le 18, il a même fallu appeler les pompiers deux fois. Je tenais le téléphone avec ma main brûlée le temps d'appuyer sur les touches et d'activer la fonction mains libres pour poser le téléphone à terre juste sous mon nez. De mon autre main je tenais mes jambes de façon à ce que mes pieds à vif ne touchent pas le sol.

Lors de mon premier appel la personne qui m'a répondu a pris mon appel pour une blague de mauvais goût et a raccroché. Lors de mon second appel j'ai essayé de crier plus clairement que j'étais brûlé et: VENEZ M'AIDER !!!

J'ignorais qu'il me faudrait répondre à tant de questions avant qu'enfin on me dise que des secours se mettaient en route. J'ai dû expliquer comment je m'étais brûlé, que j'étais seul et handicapé, que j'avais dû ramper jusqu'au téléphone, que ma douleur était terrible...

Sur le moment, j'ai cru être un tout petit peu soulagé de savoir les secours en route, mais je me suis dit: comment leur ouvrir la porte du bas, la porte donnant sur la rue, qui s'ouvre avec le bouton de l'interphone? Même si j'avais rampé jusqu'à l'entrée, je n'aurais pas pu atteindre le combiné depuis le sol; déjà assis sur le fauteuil roulant, cela n'était pas très facile.

Ensuite j'ai appelé mes parents à la maison. Mon père a répondu, et finalement, heureusement que c'était lui, car étant donné mes braillements, ma mère, comme Apolline, ma petite sœur, aurait eu une réaction de panique. Alors que Papa, dès qu'il m'a entendu, a très vite compris l'affolement et la souffrance dans ma voix. Je lui ai précisé que j'avais déjà contacté les pompiers avant qu'il me dise qu'il arrivait.

Juste après, mon portable a sonné: c'était Géraldine. Elle avait vu mon appel et mon message, même si je l'avais laissé involontairement, l'avait inquiétée. Impossible de me rappeler exactement ce que l'on s'est dit, j'avais atrocement mal, elle m'a demandé si j'avais appelé les pompiers et elle s'est proposée de venir à Nancy, car ses parents habitaient Metz, comme les miens, et elle s'y trouvait. Je lui ai répondu que j'avais déjà composé le 18 et que mon père était en route. Et puis le problème de l'interphone m'est revenu à l'esprit. Aussitôt que je lui en ai parlé, elle a rappelé les pompiers pour les prévenir. Juste après, elle m'a rappelé, elle m'a aidé à patienter et à ne pas penser à ma souffrance le temps que les secours arrivent. Peut être que ça a duré dix minutes ou trente minutes ou plus. J'avais perdu la notion du temps.

Et la sonnette de l'interphone a retenti. J'ai complètement disjoncté: «AH! LES CONS!» hurlais-je trois ou quatre fois de suite, alors Géraldine m'a demandé de me calmer car elle allait les rappeler et elle a raccroché. Finalement les pompiers sont arrivés à l'appartement à deux (un homme et une jeune femme). Je ne pensais plus qu'à une chose: être soulagé de ma souffrance. Pendant qu'ils m'expliquaient que le brancard était en bas devant les boîtes aux lettres car l'ascenseur n'était pas assez profond, je les suppliais de me calmer la douleur sans vraiment les écouter.

Au moment où ils allaient m'emmener, Géraldine essayait de me joindre à nouveau, mais le pompier m'a dit de laisser le téléphone et ils m'ont emmené.

Pour descendre les deux étages jusqu'à l'entrée de la résidence, ils m'ont transporté en boule dans un drap afin de pouvoir prendre l'ascenseur. Ensuite ils m'ont placé sur le brancard et m'ont entré dans leur camionnette.

L'homme est resté avec moi pendant que la demoiselle est retournée chercher mes papiers d'identité et fermer la porte du studio à clef. Ensuite, j'ai entendu la sirène et tout est allé très vite: les virages, les lignes droites, l'arrivée aux urgences de l'hôpital central de Nancy...

Tout cela est resté très flou dans ma tête. Je pleurais de douleur, mon bras était tendu en espérant un anesthésiant. J'espérais aussi que mon père serait là. J'alertais les urgentistes qui avaient pris ma montre et ma petite chaîne plaquée or, en leur balbutiant « IL FAUT PRÉVENIR GÉRALDINE ».

Je n'avais plus aucun repère, ni visuel, ni temporel. Je me sentais comme ivre, comme au moment où l'alcool commence à monter à la tête : on a un peu chaud, la tête lourde, le front qui perle, et surtout on a l'impression que l'environnement bouge autour de soi, et même étant allongé on se sent instable.

Sauf que je n'avais pas absorbé une seule goutte d'alcool, mais la souffrance semblait avoir les mêmes effets à la différence que je ne planais pas, j'avais plutôt l'impression de faire une descente vertigineuse en Enfer. En réalité, la morphine que les urgentistes m'injectaient en intraveineuse était pour beaucoup dans ces effets...

La suite m'est inconnue ; probablement qu'après avoir été soulagé, assommé par la morphine, je me suis endormi. Enfin un peu de réconfort, de soulagement.

> Dans la vie, les instants où l'on quitte la souffrance sont les meilleurs : ces moments où l'on cesse de ressentir son corps, où l'esprit s'échappe de l'enveloppe corporelle.

Ce soir-là, j'ai découvert ce qu'est réellement la souffrance. Auparavant j'avais eu mal, mais jamais, vraiment jamais, je n'avais connu La Souffrance et le fait de me retrouver impuissant, seul et avec comme seul espoir que quelqu'un entende mes cris. Le pire, c'était que j'étais presque averti du danger : cette petite prémonition en entrant dans la baignoire, la porte non verrouillée du studio qui avait permis aux pompiers d'entrer, mon portable branché en charge et laissé par terre parfaitement accessible en rampant. Tous ces petits écarts à mes habitudes qui ont (si l'on peut dire) simplifié mon calvaire. C'était peut-être simplement le hasard ou la faute à « pas de chance » que cela me soit arrivé à moi, ou peut être que c'était le destin – mon destin. Que ce soit l'un ou l'autre, le fait est que ça m'est arrivé. C'était moche, triste, tout ce que l'on veut, mais c'était comme cela, et rien ni personne n'y aurait pu rien changer.

Au réveil j'avais les pieds, la main gauche, le bas du dos et les fesses emballés dans d'énormes pansements. Le pied droit ainsi que la main gauche étaient brûlés au premier degré, alors que le pied gauche était brûlé à un bon deuxième degré. Pour mon dos et mes fesses, je n'ai pas su exactement.

Jusque-là, à aucun moment je n'avais pensé aux conséquences que de telles brûlures pouvaient engendrer.

# L'IMMOBILISATION

## (RÉPARATRICE MAIS AUSSI DESTRUCTRICE)

J'ÉTAIS À L'HÔPITAL CENTRAL DE NANCY, dans le service maxillo-faciale (spécialisé dans la reconstruction faciale et/ou la greffe). C'était le service le mieux qualifié de cet hôpital pour le traitement des brûlures, mais la chirurgie faciale restait sa spécialité et l'équipe soignante, tout animée par le désir de me soulager, semblait quelque peu déstabilisée par les localisations de mes blessures.

Après un premier diagnostic, le médecin parlait de me garder seulement quelques jours puis le week-end, après un deuxième diagnostic, puis une semaine après un troisième. Ma situation était vraiment inhabituelle pour tout le personnel du service : des brûlures assez importantes à de multiples endroits du corps d'un patient déjà victime d'une maladie génétique rare et inconnue de tous les soignants qui, de ce fait, craignaient de ne pas maîtriser toutes mes réactions. Le jeune médecin de l'équipe ne rencontrait pas des cas comme moi tous les jours.

Moi-même, je n'arrivais pas à me faire à l'idée que j'étais « cloué » dans un lit d'hôpital (pour la première fois de ma vie) sans que personne ne puisse me dire pour combien de temps.

Le premier jour, j'ai vomi (en réaction aux injections de morphine de la veille). Quelle horreur ! Les draps, la barrière du lit, il y en avait partout, jusque par terre. Lorsque l'aide-soignante est venue nettoyer, j'avais les larmes aux yeux. Je lui ai dit que j'étais désolé. Désolé d'avoir vomi, désolé de causer tant de sale travail, désolé que ça tombe sur elle, désolé d'être là et désolé de m'être brûlé.

J'avais horriblement mal, je ne mangeais quasiment rien, je dormais peu et mal.

Le personnel du service était très gentil avec moi, ils étaient très désemparés par mon « cas » et semblaient vraiment désolés pour moi.

Un jeune stagiaire, qui terminait sa première année de médecine et se préparait à faire des études dentaires était dans ce service ; quand il pouvait, il venait me tenir un peu compagnie, me changer les idées. Mais il était traumatisé en lisant l'intensité de la souffrance sur mon visage car il se sentait totalement impuissant à soulager ma douleur et cela l'ébranlait terriblement.

*

*   *

Le séjour dans cet hôpital ne me laisse pas un bon souvenir, en général aucun séjour en hôpital n'est vraiment agréable ; mais là, ce qui m'avait marqué, c'était la souffrance. Cette souffrance qui me défigurait, qui m'enlevait l'envie de manger, qui m'empêchait de me reposer.

Tous les jours, le docteur insistait pour que l'on me change les pansements. C'était le pire moment de la journée, le moment le plus atroce, le plus barbare.

L'horreur commençait quand l'infirmière m'annonçait le matin : « On va venir enlever tes pansements, le docteur veut voir tes plaies. » Dès cet instant, les larmes me venaient, la peur que l'on m'effleure les plaies, celles des pieds surtout ; car déjà en temps normal mes pieds étaient hypersensibles, mais en ces moments-là, c'était pire que tout.

Et puis ils arrivaient, à cinq pour maintenir mes jambes et empêcher les rétractions réflexes. Le stagiaire était assez costaud pour maintenir une jambe à lui seul. Aucun mot ne saurait décrire l'intensité de la douleur lorsqu'après avoir enlevé le bandage, l'infirmière retirait les compresses imbibées de pommade posées de la veille directement sur la chair à vif.

C'était comme si elle me retirait la peau avec ses pinces stériles. J'avais l'impression qu'en plus mon pied était en feu.

Parfois, le médecin n'arrivait pas tout de suite, dans l'attente, le moindre petit courant d'air était la source d'un pic d'une intense douleur et de rétractions de plus en plus vives.

Dès son arrivée, il observait les blessures et commandait chaque jour de refaire les pansements avec des compresses et beaucoup de pommade.

Alors l'horreur recommençait en sens inverse : les compresses avec la crème, les pinces stériles, les énormes bandes et bien sûr, l'atroce souffrance.

Les infirmières et les aides-soignantes, qui étaient obligées de recommencer quotidiennement, voyaient que de jour en jour mon visage se tordait, se plissait de plus en plus à cause de la douleur. Mes cris, mes prières imploraient une anesthésie. Je voulais juste ne pas ressentir ce supplice quotidien.

J'ai passé huit jours dans cet hôpital, six ou sept fois on m'a fait vivre ce calvaire, cette torture sans anesthésie ; et une ou deux fois, à la fin, les infirmières ont refusé de me faire encore endurer ce supplice et elles ont exigé que je sois endormi car elles ne pouvaient plus supporter de me voir me tordre de douleur, suppliant plus de calmants.

D'autre part, le septième jour je me suis rendu compte que depuis mon arrivée je n'avais pas été aux toilettes, alors qu'en temps normal passer du fauteuil roulant aux WC ne me posait aucun problème. Pour uriner au lit, deux ou trois fois par jour, une aide-soignante venait et me tenait un pistolet (un petit réservoir avec une forme prévue pour y insérer le pénis) le temps que je vide ma vessie ; mais je n'avais pas déféqué de la semaine et avec la douleur de ma brûlure des fesses, je ne ressentais plus si oui ou non il fallait que j'évacue quelque chose. Les infirmières ont alors procédé à un toucher rectal pour finalement se rendre compte que, comme je n'avais absorbé quasiment aucune nourriture depuis mon arrivée, mes intestins n'avaient produit aucun excrément. Uriner de manière assistée était déjà une chose très humiliante mais ce toucher rectal a été une chose aussi abaissante que déshonorante. Il y avait deux aides-soignantes qui me maintenaient les fesses en l'air pendant qu'une infirmière enfonçait ses doigts dans mon rectum. Au milieu de ces trois femmes, j'étais rouge, je pleurais de souffrance, de douleur et de honte.

De cette première semaine, je n'ai pas beaucoup de souvenirs si ce n'est que les plus marquants : ces changements de pansements, la gentillesse du personnel, la perfusion que j'avais en permanence avec les calmants, un certain jour où la chambre était remplie de visiteurs (de la famille, des amis, même s'il est impossible de me rappeler qui exactement).

Et puis finalement, mon père a demandé mon transfert au service des Grands Brûlés de l'hôpital Bon secours à Metz, un service spécialisé dans le traitement des brûlures.

*

* *

Le jour du transfert a été à la fois le jour le plus court pour moi et aussi le plus marquant.

Le plus court, car le matin j'ai eu une anesthésie générale à Nancy pour le changement des pansements, l'après-midi une ambulance m'a conduit à Metz. Dès mon arrivée, le médecin des Grands Brûlés a voulu voir où en étaient les blessures et j'ai à peine eu le temps d'entrapercevoir la chambre que j'allais occuper, qu'ils m'ont à nouveau endormi.

Le plus marquant, car au réveil de cette seconde anesthésie, je me trouvais dans une chambre immense (pas loin de cinquante mètres carrés), il y avait un bruit de soufflerie permanent, il y avait toutes ces prises bizarres au mur derrière moi, il y avait une espèce de baignoire couverte comme un brancard, mais le pire c'était le lit sur lequel j'étais.

Le lit était en fait un bac rempli de copeaux de porcelaine (la porcelaine étant un matériau pur de tous microbes et bactéries), chauffé vingt-quatre heures sur vingt-quatre à trente-quatre degrés environ. En plus, pour que les copeaux ne stagnent pas, le lit vibrait sans arrêt. Seul point positif, par un miracle de la technique, le lit détectait la moindre humidité et la moindre moiteur; ceci déclenchait un petit souffle d'air chaud qui asséchait immédiatement la zone humide.

Les deux anesthésies, le bruit incessant, cette immense pièce, ce terrible lit avec ses horribles vibrations; j'ai d'abord cru à un affreux cauchemar. Je me suis dit que c'était l'effet de l'anesthésie, que j'allais me réveiller. *Du calme. Pas de panique. Je vais me réveiller. C'est bientôt fini...* me disais-je pour me rassurer. Le temps passait, et j'étais toujours là, je ne savais plus: *Est-ce que je vais me réveiller? OUI ou NON?*

Ensuite l'angoisse, la panique et l'affolement ont pris le dessus; j'ai arraché d'un mouvement très brutal la perfusion qui était à mon bras droit. Juste à ma portée il y avait un gros bouton-poussoir rouge, et après quelques instants d'hésitation ou plutôt d'appréhension, j'ai appuyé.

Peut-être qu'en appuyant sur ce bouton, j'espérais tout arrêter: la soufflerie, les vibrations, la souffrance et pourquoi pas le cauchemar tout entier. Malheureusement pour moi tout était bien réel: le bruit incessant, l'immense pièce, le terrible lit avec ses horribles vibrations, et la douleur.

Le gros bouton rouge était en réalité la sonnette pour appeler quelqu'un. Mon affolement a doublé ou triplé lorsque j'ai vu entrer l'infirmière. Elle portait un masque comme ont les dentistes, un bonnet qui retenait tous ses cheveux, une grande blouse et des sur-chaussures. J'étais terrorisé, elle essayait de me rassurer, et plus elle me parlait, plus je devenais paranoïaque, désagréable, méchant même. Je ne modérais plus mes paroles. La suite est restée assez floue dans ma tête, elle a dû me laisser un peu.

J'ai rappelé deux minutes plus tard. Une deuxième personne habillée de la même façon est venue. À son tour, elle a essayé de me rassurer, de me calmer. Mais rien à faire je n'écoutais pas, j'étais bien trop énervé, apeuré et surtout paranoïaque. À un tel point que j'ai exigé qu'elles me passent mon père au téléphone. Je voulais l'entendre, je voulais qu'il me rassure. Dans le désespoir, j'ai dû promettre à l'infirmière qu'après j'essayerais de dormir. Elle m'a apporté un téléphone et m'a dit d'attendre qu'il sonne. J'ai eu mon père au bout du fil, il a bien essayé de me rassurer, mais après avoir raccroché, la paranoïa a repris de plus belle. Je les ai même accusées d'avoir imité la voix de mon père depuis une autre salle.

Celle à qui j'avais promis d'essayer de dormir après avoir entendu mon père me l'a rappelé, à la suite de cela je me suis résigné. Et terrifié, j'ai pleuré.

Sans doute sous l'effet de la panique et des drogues soulageant quelque peu ma douleur, je m'étais monté mon propre film dans ma tête : j'étais persuadé d'être retenu prisonnier dans cette chambre de torture.

Cette déraison, cette absence de lucidité, qui a pris la forme d'une paranoïa aiguë, était simplement une hallucination post-anesthésie générale mais c'était aussi l'expression de mon ras-le-bol de cet horrible cauchemar qui durait depuis huit jours déjà et qui semblait s'empirer de jour en jour. En effet, ceci n'avait que trop duré ; il était temps que je me réveille de ce mauvais rêve pénible et tourmenté. Malheureusement, j'étais bel et bien condamné à rester sur ce lit de martyre entre ces quatre murs et les infirmières n'y étaient pour rien, c'était pour le bon déroulement de la cicatrisation de mes plaies.

Le lendemain, je suppliais ceux que je voyais (les infirmières et les aides-soignantes) d'arrêter au moins les vibrations, mais bien sûr c'était impossible, car cela faisait partie du traitement. Une infirmière est venue parler avec moi et m'a expliqué que tout le service était stérile, que le bruit de soufflerie venait de deux énormes aspirateurs placés contre les murs à chaque bout du lit et que, de cette manière, l'air ambiant était renouvelé en permanence.

Le service des Grands Brûlés imposait un bon nombre de contraintes :

1. Très peu d'objets extérieurs étaient admis. Ils étaient stérilisés ou au moins nettoyés avant de passer dans le service.
2. Toutes les fleurs ou plantes étaient interdites.
3. Les visites étaient très limitées, dans un créneau horaire de 16 à 19 heures.
4. Les visites étaient également limitées à deux personnes par jour, mais pas en même temps, l'un après l'autre.

5. N'avaient le droit de venir me voir que les gens de plus de quinze ans.
6. Chaque personne qui entrait dans la chambre devait porter un bonnet, un masque, des gants, une blouse et des sur chaussures.

Lorsque j'ai demandé pour combien de temps encore j'allais devoir rester dans cette chambre, j'espérais qu'on allait me répondre quelque chose comme : « jusqu'à ce soir » ou, au pire, « jusqu'à demain ». Mais non, je sous-estimais la gravité de la situation, on m'a répondu « Oh, une dizaine de jours, à peu près ». Choqué, pétrifié, j'ai contenu mes larmes, mais une fois seul, j'ai éclaté en sanglots. Mon Dieu, comment pourrai-je supporter ce supplice si longtemps ? J'avais comme seule compagnie la télévision, dont la location était gratuite dans ce service.

Les premiers jours, les vibrations ont provoqué la rétraction de mes jambes, mais une rétraction constante c'est-à-dire que je n'arrivais plus du tout à les tendre. En plus il ne m'aurait pas été possible de le faire car mes pieds étaient calés en l'air à l'aide de mousses et de coussins placés sous mes deux membres inférieurs.

Heureusement que mes parents venaient me voir tous les jours car les journées étaient très longues et les nuits presque autant. Je ne dormais que très peu, d'un sommeil interrompu par la douleur, par les horribles vibrations et par le bruit. La fatigue s'accumulait de jour en jour et pour couronner le tout, les seuls sentiments que j'éprouvais étaient la solitude, le renfermement et l'isolement.

Et puis il y avait aussi ces images qui me revenaient : l'entrée dans la baignoire, l'eau que j'avais oublié de faire couler d'avance, la première glissade, l'eau qui coule et enfin mes hurlements. Quel traumatisme !

*

*   *

Tous les matins, les aides-soignantes me faisaient une petite toilette au lit, et l'après-midi j'attendais impatiemment l'heure des visites pour voir mes parents, même si je les voyais dans ce camouflage stérilisé. Je devinais un petit sourire d'encouragement derrière le masque, je sentais sur mes joues la rugosité des gants quand ils essuyaient mes larmes. Des larmes de douleur, de peur, d'angoisse, de désespoir. Le désespoir d'être seul, de ne pouvoir rien faire. Je savais que chaque jour de plus d'inactivité permettait à la maladie d'évoluer un peu plus. C'est-à-dire que le fait de ne pas bouger amoindrissait mes muscles et laissait s'évaporer l'équilibre de mon tronc, indispensable pour me maintenir assis sur le fauteuil roulant.

Les changements de pansements s'effectuaient chaque fois sous anesthésie générale, tout se passait dans la chambre qui servait aussi de bloc opératoire.

On me transférait sur la baignoire (le « billard »), ensuite plein de gens masqués, camouflés me tournaient autour : « Bonjour, je suis anesthésiste », « Bonjour, je suis infirmière »... Et les yeux défilaient au-dessus de moi. Je me disais : « C'est comme la série télé *Urgences* ».

Et puis je sentais la piqûre de la perfusion dans mon bras, mes paupières devenaient lourdes, tout tournait autour de moi puis plus rien, le noir total jusqu'au réveil.

Quand j'ouvrais les yeux, j'étais à nouveau sur le lit de torture, les coussins sous mes jambes, mes pieds en l'air, des pansements neufs et un masque à oxygène sur le nez. Chaque réveil était un moment de panique, un dur retour à la réalité, où j'étais seul et je sentais à nouveau la douleur, les vibrations et tout ce qui allait avec. Heureusement, les pansements n'étaient changés qu'une ou peut-être deux fois par semaine, pour que la peau ait le temps de cicatriser.

Le docteur des Grands Brûlés a jugé nécessaire de poser des greffes aux endroits les plus gravement brûlés. J'ai donc eu deux greffes de peau, la première sur tout le dessus du pied gauche et la seconde, plus petite, aux fesses.

Le jour des greffes a été la seule fois où je ne me suis pas réveillé dans la chambre après l'anesthésie. J'étais dans une salle de réveil : une très grande pièce avec des lits médicalisés, je ne les ai pas comptés, mais ils étaient tous alignés à un ou deux mètres d'intervalle la tête contre le mur. Tous les gens qui sortaient du sommeil ici venaient de subir une intervention chirurgicale. Ce qui m'inquiétait plus, c'était que j'avais un grand bandage en plus. Celui-ci recouvrait toute ma cuisse gauche. C'était la zone de prise de greffe m'a-t-on expliqué avant de me reconduire dans la chambre sur le lit d'hôpital. Ensuite, retour à ma torture qui me semblait devenir habituelle. C'était terrible de réussir à penser cela car lorsque j'étais sur le « bac à porcelaine vibrant » je n'arrivais pas à me sentir à mon aise, même ne serait-ce qu'un peu ; je changeais ma tête de place sans arrêt, mais aucune position ne modérait ces maudits tremblements.

Je devenais fou. À ma gauche, il y avait une grande fenêtre au travers de laquelle j'admirais un grand ciel bleu. Je rêvais aux balades que j'aurais pu faire à Nancy, chez moi. J'en avais les larmes aux yeux. Le désespoir, la solitude, je ne pouvais rien faire d'autre qu'essayer de m'échapper en rêvant. Abandonner mon corps pour laisser vivre mon esprit. L'imagination était le seul « reste » de moi, mon unique possibilité d'évasion avant qu'une de mes afflictions ne me rappelle à l'ordre.

Quelques jours après les greffes, un kinésithérapeute est venu me voir ; le souvenir du jour exact est resté assez vague, mais lui et sa collègue avaient pour mission de me redonner un minimum de fonctionnalités vitales. Je n'arrivais pas à manger seul, j'urinais difficilement sans que l'on me tienne le pistolet car ma main droite, celle qui n'avait pas de pansement, restait très fébrile et maladroite ; chaque mouvement m'était difficile, voire impossible. Je maigrissais à vue d'œil et mes muscles fondaient comme du beurre au soleil.

La première chose à faire dans mon cas était de mobiliser mes jambes et de se battre contre leurs rétractions.

Ils venaient tous les jours vers 11 h en fin de matinée. C'était un moment douloureux, mais pour la première fois depuis le début de l'hospitalisation, je ressentais une douleur bénéfique : l'étirement d'un membre. Au fur et à mesure des séances, nous discutions plus aisément. Le kiné m'a dit que sa femme était victime de la même maladie génétique que moi : l'ataxie de Friedreich.

Le second gros travail des kinés était de me remettre un peu dans mon fauteuil roulant chaque jour. Pour cela, avant de me bouger du lit on m'emballait les jambes dans d'affreuses bandes élastiques – des bandes de contention – pour favoriser ma circulation sanguine m'a-t-on expliqué. Je pensais que pour me transférer du lit au fauteuil roulant ils allaient juste me soulever à deux, l'un me prenant sous les bras et l'autre sous les jambes ; en fait ils ont utilisé un lève-malade ; une grande toile rouge me tenait comme un sac à patates, elle était fixée à chaque extrémité aux crochets au-dessus de moi et le système de bras électrique sur roulettes permettait de me soulever et de me placer sur le fauteuil roulant. Celui-ci était réglé de façon très instable, car lorsque je me déplaçais habituellement, il fallait que je puisse facilement faire du « deux roues » (soulever les roulettes avant pour passer un trottoir par exemple).

Pour m'éviter de basculer, ils avaient acculé le fauteuil roulant contre la baignoire. Une fois qu'ils avaient mis le bouton d'appel à ma portée, ils s'en allaient. Je ne passais pas dix minutes seul. Une douleur si vive et si intense s'installait en haut de ma cuisse gauche, au niveau de l'aine. Une crampe tellement insupportable qu'immédiatement j'appelais quelqu'un pour avoir un calmant. Chaque jour il fallait que je tienne un peu plus longtemps que la veille, chaque jour j'étais obligé de prendre un calmant à cause de cette atroce douleur et chaque jour mes yeux étaient rivés sur l'heure car j'attendais impatiemment le moment où l'on viendrait me délivrer de ce supplice et me recoucher sur mon lit de torture. Je ne savais pas vraiment ce qui était le pire : être sur le lit tremblant ou être assis sur mes fesses et ma brûlure sans pouvoir bouger.

*

* *

Un jour, en me réveillant de l'anesthésie du changement des pansements, ma main gauche n'était que partiellement emballée. Le poignet était bandé mais la bande ne serrait pas la main, je revoyais mes doigts. Et je découvrais sur le côté de ma main de la peau toute neuve, toute fraîche, encore rouge et râpeuse comme un gant de plastique, mais encore très fragile. Le lendemain on m'a complètement enlevé le bandage : toute la main avait cicatrisé, il ne restait que des croûtes au niveau du poignet. Ensuite, ce fut le tour du pied droit d'être à l'air libre. La main gauche et le pied droit étaient les deux membres les moins brûlés (seulement au premier degré). On me mettait juste de la crème grasse plusieurs fois par jour pour bien hydrater et faciliter la reconstitution de la peau.

Les derniers jours de mon séjour dans ce service des Grands Brûlés ont été les plus pénibles. Je n'en pouvais plus de ces vibrations qui ne s'arrêtaient jamais, de cette chaleur, de ce bruit, et de toutes les contraintes de ce service.

Un soir, on m'a annoncé que le lendemain je serais transféré au service maxillo-facial de ce même hôpital Bon Secours. C'était quelques jours après qu'on m'a enlevé le pansement du pied gauche. Ce n'était vraiment pas beau, la greffe avait pris, mais le pied était entre violet et brun, ultrasensible au moindre courant d'air.

Le fait de m'avoir prévenu de la fin du cauchemar a provoqué une espèce de réaction répulsive chez moi et je n'en pouvais plus. Je me disais : « Allez, plus qu'une nuit, une seule ! ». Mais rien à faire, chaque supplice semblait s'intensifier de plus en plus.

Et puis miracle ! La porte s'est ouverte, on me ramenait un lit médicalisé avec un matelas à poches d'eau anti-escarres. Dès que je l'ai vu, les minutes, les secondes sur le bac à porcelaine étaient trop longues.

Je pleurais, pas vraiment de joie, mais juste de soulagement. Une fois que les aides-soignantes m'ont transféré sur le vrai lit, j'ai eu une impression très bizarre. Je pensais qu'aussitôt sur un lit « normal » tout disparaîtrait. Je m'étais fait des illusions. Le soulagement n'a duré que deux minutes, mon corps s'était tellement accoutumé à ces vibrations que je les ressentais malgré tout. J'ai dû passer environ quinze jours dans ce service des Grands Brûlés et mon corps avait totalement intégré ces tremblements.

De ce service, j'ai gardé quelques souvenirs, il y a déjà les mauvais (toutes ces souffrances tant physiques que psychologiques) et il y en a tout de même des bons comme celui de cet aide-soignant super-sympa qui arrivait à me faire rire ; ou les effets de la drogue (morphine) sur moi lorsque les soirs, quand j'avais avalé mon cachet et que je recevais un coup de téléphone, je dormais presque en parlant. Ou enfin, le dernier jour aux Grands Brûlés, lorsque les kinés m'ont fait faire un petit tour dans le couloir du service en fauteuil roulant.

Le lendemain on m'a donc conduit au service maxillo-facial. Fini les tenues de cosmonautes. Plus de masques ni de gants ; le personnel portait des tenues ordinaires d'infirmières et d'aides-soignantes. Je pouvais recevoir autant de personnes que je voulais dans l'après midi, il n'y avait plus toutes les contraintes que j'avais connues aux Grands Brûlés, juste celles qui sont de rigueur dans tous les hôpitaux à savoir que les visites étaient uniquement autorisées les après midis jusqu'à 19 h ou quelque chose comme cela.

Ce changement de service signifiait, bien sûr, une amélioration de l'état de mes plaies, pourtant, ce changement d'environnement n'a pas énormément modifié le déroulement de mes journées. J'étais toujours seul dans une chambre à ne bouger du lit que très peu avec les kinés et jamais en dehors de ces quatre murs car mes cicatrices étaient encore fraîches et fragiles. Je ne devais pas être en contact avec d'autres malades et d'autres microbes.

Le matin, ma toilette se faisait toujours au lit, deux aides-soignantes venaient avec une cuvette d'eau tiède et pendant que l'une me frottait avec un gant de toilette, l'autre me manipulait le corps pour faciliter le travail de la première ; moi qui avais l'habitude de me laver tout seul, je commençais à me rendre compte combien c'est humiliant qu'une tierce personne s'occupe de ma toilette intime. Puis on m'apportait un petit-déjeuner avec une crème dessert hyperprotéinée afin de me faire reprendre un peu de poids et de forces ; car même si mon passage aux Grands Brûlés avait incontestablement été bénéfique pour la cicatrisation des brûlures, j'avais considérablement maigri.

Ensuite, j'avais ma séance de kiné quotidienne qui avait lieu dans la chambre car, en plus du risque d'exposition aux autres malades, j'étais trop faible pour être déplacé. Je découvrais enfin les visages démasqués de mes kinésithérapeutes, qui m'avaient conseillé de passer beaucoup de temps à ouvrir et fermer ma main gauche pour étendre et rendre un maximum d'élasticité à ma nouvelle peau ; ceci devait me permettre de retrouver rapidement l'usage normal de ma main. La séance terminait toujours par un séjour sur mon fauteuil roulant avec toujours cette vive crampe au niveau de l'aine gauche.

En fin de matinée, une jeune demoiselle venait faire le ménage. Elle avait une vingtaine d'années – à peu près mon âge – et un très beau sourire. Je n'osais pas trop la déranger dans son travail. Finalement au bout de quelques jours j'ai décidé de me lancer : après tout, lui demander son prénom n'avait rien d'intime. Pourtant, après l'isolement physique et mental que je venais de subir, le seul fait de lui adresser la parole était terriblement gênant et intimidant pour moi. Elle m'a dit qu'elle s'appelait Nadya. Lorsque je lui ai demandé si elle avait un petit ami, je suis tombé des nues. Madame était déjà en instance de divorce. Elle voulait vraiment se remarier, elle ne renonçait pas, mais « ce n'était pas le bon » disait-elle. Tous les matins je l'attendais avec impatience, elle était mon premier rayon de soleil depuis trois semaines. Elle m'apparaissait aussi étincelante qu'un être illuminé parmi les autres membres du personnel ; souvent je nous imaginais sortant de l'hôpital comme deux jeunes mariés qui sortent de l'église. Ce petit jeu de séduction n'avait rien de malsain, cela me faisait rêver et me faisait désirer le lendemain. Malheureusement Nadya effectuait un remplacement et ne devait pas rester longtemps.

L'après-midi, je recevais des visites de ma famille : mes grands parents maternels, des cousins et cousines, des oncles, des tantes, quelques amis proches et bien sûr mes parents avec ma petite sœur qui n'avait pas l'âge pour venir me voir aux Grands Brûlés (elle n'avait que treize ans). Toutes ces visites me faisaient passer le temps et me faisaient du bien. Mentalement j'étais très affaibli et la présence de mes proches à ce moment-là de mon malheur était rassurante et encourageante. Les sentir près de moi m'apportait un brin de patience sur le long chemin de la guérison, je n'étais pas très causant et pas toujours lucide, à cause des traitements antidouleur, mais ils se rendaient compte eux-mêmes de l'importance de leurs visites en le lisant sur mon visage.

Pourtant je ne voulais pas prévenir mes copains et copines du lycée ou de la faculté, je refusais qu'ils me voient dans cet état.

Malheureusement la souffrance était toujours là. J'avais encore des tas de coussins sous ma jambe gauche et des arceaux pour surélever le drap au-dessus de mes pieds afin d'éviter tout contact du tissu avec ma greffe. Je dormais toujours aussi mal car en plus de la douleur et des sensations de vibrations qui me hantaient, la fenêtre de ma chambre donnait juste au-dessus de l'arrivée des urgences et j'avais droit aux sirènes des ambulances à toute heure du jour et de la nuit.

Je priais pour quitter ce service le plus rapidement possible car c'était un peu vieillot, et puis le personnel était moins bien (dans tous les sens du terme d'ailleurs) qu'aux Grands Brûlés. Un exemple de comportement m'a marqué :

Un soir ma mère a demandé que l'on me rapporte de l'eau fraîche, on lui a répondu assez sèchement de remplir la cruche au robinet alors qu'une autre fois un stagiaire infirmier lui a dit : « Donnez-moi la cruche, je vais la remplir à la fontaine d'eau fraîche ». Je n'ai pas connu une seule journée sans entendre les aides-soignantes ou les infirmières se plaindre du manque de personnel.

Bref, je ne supportais plus l'hôpital, je n'avais pas respiré l'air frais depuis un mois et l'odeur, propre à tous les hôpitaux, ajoutée à la fatigue me montait à la tête. J'ai dû passer une dizaine de jours dans ce service, et à la fin de cette période je commençais à réaliser mon état.

Je réalisais combien j'étais devenu dépendant. Les choses que je pouvais faire tout seul se comptaient sur les doigts d'une main : regarder la télévision, écouter la radio, parler et appuyer sur la sonnette pour appeler à l'aide. Sans même tenir compte du fait de mes brûlures, physiquement j'étais un « légume » et mentalement j'étais meurtri.

Pourtant le docteur, bien conscient qu'il me faudrait plusieurs mois de rééducation intensive afin de retrouver un minimum de fonctionnalités dans ma vie de tous les jours, voulait que je rentre à la maison le temps de trouver une place en centre de rééducation. Seulement il y avait deux problèmes :

La maison de mes parents n'était accessible que par le garage en fauteuil roulant, après il fallait monter à l'étage où se trouvaient ma chambre, la cuisine, la salle de bain et toute la partie vie de la maison ; jusqu'avant l'accident je montais par l'escalier sur mes fesses et j'avais un second fauteuil roulant à l'étage. Mes parents faisaient installer un ascenseur pour m'éviter ce problème et le chantier était en cours.

En même temps que la création de l'ascenseur, la salle de bain très « vieillotte » était également en pleine réfection. Alors un retour à la maison me semblait difficilement envisageable.

Mais je ne me suis pas vraiment inquiété pour cela car le médecin de réadaptation fonctionnelle de l'hôpital Belle Isle à Metz me connaissait et je me doutais qu'il me prendrait directement en charge.

*

*   *

Nadya avait été la seule membre du personnel – de par sa présence, son sourire et sa gentillesse – aussi agréable ; mais elle terminait son remplacement le samedi 15 octobre. Avant de partir définitivement de l'hôpital, elle est passée me faire une bise alors je lui ai dit : « Comme tu t'en vas, eh bien moi aussi ! » Elle m'a demandé où j'allais et m'a dit qu'elle essayerait de passer me voir.

Il était clair que durant ce mois d'immobilisation j'avais été obnubilé et horrifié par la souffrance, l'isolement et la fatigue extrême ; Nadya avait, sans doute inconsciemment, réveillé le plaisir des sens en moi. La regarder, lui parler, l'entendre, ressentir la douceur de ses mains dans les miennes et de ses lèvres sur ma joue m'avait réchauffé le cœur. Mais mes traumatismes – autant physiques que psychologiques – faisaient barrière aux réactions d'ordre sexuel que j'aurais pu avoir. Parce que mon handicap n'était pas synonyme d'impuissance, il aurait été compréhensible qu'à la vue d'une si charmante demoiselle et, étant donné les circonstances, je ne sois pas en mesure de contrôler certaines ardeurs masculines, de telles expressions de désir sexuel eurent été inopinées, involontaires et très gênantes. Mais de toute façon, ma sexualité n'était vraiment pas au centre de mes préoccupations.

Et le lundi 17 octobre 2005, j'ai fait mon entrée à l'hôpital Belle Isle.

# La reconstruction

Les ambulanciers qui m'avaient conduit de Bon Secours à Belle-Isle m'ont déposé dans une chambre tout au fond d'un long couloir. Ce devait être la dernière chambre au bout du couloir. Je scrutais ce nouvel environnement bien plus lumineux, plus clair et surtout plus neuf que les chambres de Bon Secours ou Central.

Il faisait encore un temps magnifique, le soleil pénétrait dans la chambre par une grande fenêtre bien propre à bords blancs. Je ne sais pas combien de temps je suis resté seul, j'avais l'impression que les ambulanciers m'avaient livré et déposé là comme un vulgaire paquet postal.

Finalement une aide-soignante est arrivée pour m'expliquer l'organisation. Elle a même réussi à m'effrayer un peu en me disant :

« Nous ne sommes pas là pour faire les choses à ta place. Nous serons dures et exigeantes avec toi. Ici, c'est un service de réadaptation fonctionnelle, alors nous allons te pousser et te stimuler pour que tu fasses les choses par toi-même. ».

Sur le coup, je me suis dit : « Houla ! Elle n'a pas l'air commode celle-là, où suis-je tombé ? ». En fait Patricia était une aide-soignante très sympa, son discours avait certainement pour but de m'intimider et surtout de me stimuler.

Ensuite une autre aide-soignante est venue avec une fiche des repas de la semaine pour me demander ce que je n'aimais pas et ce que je voulais changer. C'était Solange, une petite dame aux cheveux bruns, longs et toujours tressés.

Juste après, ma mère est passée me déposer quelques affaires mais elle n'est pas restée. Puis, les infirmières sont venues me chercher pour me changer de chambre. J'allais finalement séjourner au numéro cent quarante-cinq. Cette chambre était quasiment en face de l'infirmerie. Céline, l'une des infirmières, m'a dit en riant : « Le matin c'est assez calme, on n'est pas trop réveillé, mais vers 11 h c'est la foire, on est des vraies pipelettes. »

L'après midi j'ai eu la visite du médecin.

C'était le même médecin que je voyais tous les deux mois depuis quelques années, pour le suivi imposé par ma maladie génétique (une à deux séances de kinésithérapie par semaine).

Une visite qui serait hebdomadaire, chaque lundi durant tout mon séjour. Il était accompagné d'une infirmière qui poussait un gros chariot à roulettes sur lequel il y avait les dossiers des patients, et d'une élève infirmière. Ces visites ne duraient jamais bien longtemps, mais dorénavant tous les lundis après midi je serais bloqué dans la chambre jusqu'à ce qu'il soit passé. De toute façon ça ne me dérangeait pas, étant donné que j'étais incapable de bouger du lit et de me déplacer par mes propres moyens, j'étais comme paralysé en position horizontale.

Le bilan de cette première visite était relativement simple : j'avais perdu une bonne quinzaine de kilogrammes en un mois, perte due à la fonte musculaire et au fait que je n'avais quasiment rien mangé à cause de la souffrance qui me coupait l'appétit. D'autre part, pour commencer, je ne serais levé qu'une heure le matin et une heure l'après midi, juste le temps des séances de kinésithérapie.

Pour aller chez le kiné, un brancardier de l'hôpital venait me chercher dans la chambre car j'étais incapable de propulser moi-même le fauteuil roulant sur plus de cinquante mètres. Le plateau technique de rééducation se trouvait juste à l'étage en dessous, à environ cent cinquante mètres de ma chambre. Mais pendant les premiers mois à Belle Isle, cet effort était impensable, tant j'étais affaibli.

Je ne portais évidemment pas de chaussures ; pour me lever, les infirmières ou les aides-soignantes m'enroulaient autour des jambes et des pieds les mêmes bandes de contention qu'à Bon Secours. Leur port ainsi que leur serrage ne me convenaient jamais et ces détestables bandages rose délavé, qui sont devenus des espèces d'affreux collants blancs par la suite, ont été le premier sujet de discussions souvent houleuses entre nous. Si bien qu'à force de conflits avec les infirmières, j'attendais qu'elles sortent de la chambre et je les enlevais moi-même. Pour le médecin le point positif de ma réaction était que je le fasse seul, mais d'un autre côté il aurait souhaité que je les tolère un peu mieux.

Dans un premier temps, aller au kiné deux fois par jour était vraiment très fatigant et je ne comprenais même pas pourquoi. Ce n'était pas moi qui travaillais. C'était Bernard, mon kiné, qui faisait tout. Assouplissement et mobilisation de mes jambes étaient les priorités, mais mon corps dans son ensemble était affaibli et demandait une rééducation globale.

Ce qui devait me fatiguer le plus, c'était sûrement le fait d'essayer de contrôler la douleur, car j'avais mal lorsque Bernard me manipulait; mais je savais que s'il me faisait un peu souffrir, ces douleurs étaient bienfaisantes. Pour la première fois, je souffrais volontiers sans me plaindre car je savais que ma remise en forme serait à ce prix.

Lorsque l'on est handicapé, il y a une chose que l'on est obligé d'accorder à autrui plus que n'importe qui –

la confiance. Car on est sans arrêt obligé de déléguer, de demander de l'aide : plus un handicap est lourd, plus la dépendance est grande.

Lorsqu'une personne propose de m'aider à propulser le fauteuil roulant dans une rue en montée, difficile de refuser, mais aura-t-elle le réflexe d'éviter le bout de verre ou la crotte de chien au milieu du trottoir ? Saura-t-elle comment manipuler le fauteuil pour descendre un trottoir sans que je risque de tomber ou de me coincer le pied ? Des tas de choses que je ferais, moi, car je le sais grâce aux réflexes acquis en utilisant quotidiennement le fauteuil roulant, mais impossible de savoir si les gens y penseront.

J'ai du mal à faire confiance, pas seulement pour la conduite du fauteuil roulant, il faut toujours que je vérifie tout, c'est plus fort que moi, je suis extrêmement méfiant, un peu maniaque, paraît-il. De toute façon, jusqu'à l'accident, j'arrivais à faire pas mal de choses tout seul, malgré mon handicap.

Il en est de même lorsqu'il s'agit de mon corps et surtout de mes jambes et mes pieds. Comme je l'ai déjà expliqué, j'ai les membres inférieurs très sensibles et, d'un kiné à l'autre, je suis plus ou moins détendu. Car là aussi c'est une question de confiance, si je sais que le kiné me mobilise plutôt brutalement, je serai crispé, et de façon incontrôlable.

Bernard, lui, avait toute ma confiance. J'étais en de bonnes mains, et c'était aussi parce que je le savais, que je me laissais volontiers manipuler.

J'avais compris que j'étais là pour un bon bout de temps. Hélas personne ne pouvait dire comment j'allais récupérer, en combien de temps ? Retrouverais-je la même apparence physique qu'avant ce 15 septembre 2005 ? Des tas de questions me tourmentaient sans arrêt. Des questions sur mon état, sur ma dépendance aux autres, sur l'évolution de ma maladie, sur mon avenir (s'il me serait possible d'en envisager un).

Non, personne n'aurait su m'éclairer et ces questions restaient dans ma tête. De plus, l'isolement que j'avais subi et que je subissais encore, me renfermait de plus en plus sur moi. J'en arrivais à avoir honte de moi, de l'état dans lequel j'étais par ma faute, par ma bêtise : me presser pour regarder la télévision, juste ça. Juste ça qui a foutu ma vie en l'air. Juste ça qui m'a valu toutes ces souffrances, tant physiques que psychologiques. Juste ça, qui désormais était la dernière chose que j'avais la capacité de faire seul.

Le sentiment de doute qui me torturait grandissait de jour en jour. Les points d'interrogations se multipliaient dans ma tête. J'avais l'impression que le temps s'était arrêté, que je vivais et revivais la même journée sans jamais ne pouvoir envisager un avenir hors de l'hôpital.

Tous les matins j'étais réveillé par les infirmières ou aides-soignantes pour la toilette, qui se faisait au lit comme à Bon Secours, les quelques soins que mes brûlures nécessitaient (c'est-à-dire mettre de la pommade bien grasse sur ma peau neuve pour favoriser son élasticité) et l'habillage entre 7 h et 7 h 30; puis elles m'apportaient mon petit-déjeuner composé d'un croissant et d'une boisson hyperprotéinée. (Par habitude de ne pas manger grand-chose le matin et n'aimant pas le café, je ne voulais rien d'autre.)

Ensuite je passais une bonne partie de la matinée sur mon lit avant que l'on vienne me mettre sur le fauteuil roulant pour aller vers 11 h en kinésithérapie jusqu'à midi, heure à laquelle le déjeuner était servi dans ma chambre. En revenant de la séance de kinésithérapie, mes fesses me faisaient si mal que seule la position allongée me soulageait.

Je mangeais et, après une sieste devant la télévision, on me relevait à nouveau pour retourner à la kinésithérapie vers 15 h 30. Une heure plus tard, on me remontait dans ma « cellule » et une fois alité à nouveau, vers 17 h on venait me faire une petite piqûre dans le ventre pour prévenir d'éventuels problèmes de circulation sanguine dans les jambes. Puis je recevais la visite de mes parents, régulièrement accompagnés d'Apolline, ma petite sœur; ils restaient jusqu'en début de soirée. Vers 18 h, 18 h 30, on m'apportait le dîner; j'avais environ trente minutes (parfois un peu plus) pour absorber longuement et difficilement les aliments. Souvent, je traînais tellement par manque d'appétit que je n'avais pas terminé quand on passait pour reprendre le plateau, j'avais l'impression d'être gavé comme une oie dès la deuxième fourchette, tant j'avais perdu l'habitude de me nourrir alors que les repas de l'hôpital étaient loin d'être gargantuesques.

Puis vers 20 h, mes parents repartaient alors que mes intestins, réglés comme du papier à musique, commençaient à me tortiller. La seule solution que l'on avait trouvée, à Bon Secours déjà, afin que je puisse déféquer au lit sans utiliser un plat bassin (je ne supportais pas la fermeté de cette espèce de cuvette en plastique à cause de ma brûlure et de l'amaigrissement de mes fesses, d'autant plus que mon transit intestinal me posait quelques difficultés et je n'arrivais plus à prévoir exactement le moment de la défécation) était de me laisser en permanence un carré de papier absorbant entre les fesses et le drap. Dès que je m'étais soulagé, il me fallait trouver le courage de presser la sonnette pour demander à ce que l'on me nettoie. J'annonçais timidement ce sale travail à la personne qui venait répondre à ma sonnette par un petit « j'ai fini », d'une voix basse et très gênée.

Évidemment mon besoin d'évacuer des excréments régulièrement était tout à fait naturel, mais cette dépendance à autrui pour cela me mettait profondément mal à l'aise car j'avais l'habitude d'aller aux toilettes et de me débrouiller tout seul. Étant très pudique, je ne voulais pas accepter cette dépendance. De plus je trouvais cela indécent par rapport à la personne qui devait me nettoyer, et pourtant cela s'imposait à moi : je n'avais pas le choix.

Ensuite, j'avalais mes pilules contre la douleur et après un petit moment d'évasion devant la télévision, je tâchais de trouver le sommeil jusqu'au lendemain matin ; et la même journée recommençait du lundi au vendredi. Le week-end c'était la même chose sauf qu'il n'y avait pas de kinésithérapie et les après-midi, les proches qui me rendaient visite étaient plus nombreux.

Mes parents m'ont acheté une console de jeux vidéo pour laquelle on m'a accordé une deuxième télévision posée sur un petit meuble à roulettes, pour que je puisse jouer depuis mon lit et faire passer le temps. Mais cela ne supprimait en rien la monotonie des journées, c'était une vie minutée où la répétition et l'uniformité quotidienne étaient règles d'or. Une vie qui passait d'une séance de kinésithérapie à un plateau-repas, toujours au même endroit, dans cet hôpital, cette chambre, ce lit.

*

*   *

Géraldine et Kévin (que j'avais prévenu par téléphone durant les huit premiers jours à Nancy car je lui devais de l'argent et je tenais à ce qu'il sache que je comptais bien le lui rembourser dès que possible) étaient les deux seuls de mes copains à être au courant de l'accident. Jusque-là je refusais de prévenir mes autres amis. Je refusais qu'ils me voient dans cet état. Être vu par mes camarades dans un lit d'hôpital, était une chose que jamais je n'avais envisagée avant l'accident et me retrouver dans cette situation m'avait semblé impensable jusque-là. Toute la famille et les proches de mes parents avaient été avertis par eux, mais en aucun cas par moi. Je m'en voulais beaucoup trop pour cette connerie, je me disais que c'était à moi d'assumer mes bêtises tout seul.

Mais finalement, l'hôpital se situait juste à côté du campus de Metz et il y avait un certain nombre de mes camarades qui y étudiaient. Mon arrivée à Belle Isle était synonyme de rééducation et donc mon état ne pouvait que s'améliorer. Alors j'ai demandé à ma mère de me ramener mon téléphone portable car je m'étais enfin décidé à envoyer des SMS pour faire savoir ma situation aux copains. Pas d'appels dans un premier temps, car comment dire : « Salut, ça va ? Moi, ça fait un mois et demi que je suis à l'hôpital. » L'écrire m'a semblé plus simple.

J'aurais voulu avoir une mémoire illimitée pour conserver toutes les réponses d'encouragements et de soutien que j'ai reçues. Lorsque je ne savais quoi faire et que mon moral était au plus bas, j'attrapais mon téléphone et je relisais ces petits messages ; ainsi je retrouvais comme un soupçon d'espoir et de sourire. C'était le moyen de me rappeler que rester seul tout le temps n'était pas une solution. Taper des SMS sur le petit clavier de mon téléphone portable me prenait énormément de temps à cause de mes troubles de la motricité fine dus à ma maladie, mais c'était une occupation au moins aussi distrayante que les jeux vidéo.

Plusieurs fois Audrey, l'une des infirmières (sans doute la plus jeune et aussi la plus mignonne de l'équipe), m'a surpris avec mon portable. Chaque fois elle me rappelait gentiment : « Tu sais que normalement l'usage des téléphones portables est interdit dans l'enceinte de l'hôpital.» Mais dans le fond elle disait cela pour me taquiner un peu. Alors à chaque fois je lui répondais: «Oui, oui, je sais.» Comme il n'y avait aucune machine qui risquait d'être perturbée dans le service, utiliser mon portable ne gênait personne.

*

* *

Ce service accueillait des élèves infirmières et aides-soignantes stagiaires pendant une durée d'un mois au sein de l'établissement hospitalier. Ces jeunes étudiantes avaient toutes à peu près mon âge. Mon arrivée à Belle Isle correspondait avec le début d'une session de stage. C'était le premier pour Marie et elle débutait en se trouvant face à un «cas comme moi». Pourtant elle ne s'est jamais montrée embarrassée ou perturbée par mes blessures ajoutées à mon handicap relativement rare. Chaque fois qu'elle entrait dans la chambre, elle avait le sourire. Elle était superbe, une magnifique blonde aux cheveux coiffés en vrac mais toujours avec goût. Elle était toujours si gentille, quand je sonnais j'espérais que ce soit elle qui vienne à chaque fois. J'essayais d'être un maximum sympa, gai et accueillant avec tout le personnel, mais surtout avec elle. En la voyant, j'ai réappris à sourire et je tâchais d'oublier un peu que j'avais mal. J'aurais voulu être un peu plus présentable physiquement rien que pour elle, mais perdre des kilos avait été bien plus rapide que réussir à reprendre du poids. Pourtant j'avais commencé une cure de chocolat et sucreries en tout genre mais la progression de ma masse corporelle était très lente. Je voyais d'ailleurs à la télévision les publicités pour les hamburgers des grandes restaurations américaines – si populaires en France – et je bavais d'envie de bons gros repas américains bien gras. Je n'avais réellement que la peau sur les os et des joues très creuses, je n'avais jamais été gros mais là j'étais très maigre.

Malgré tout, Marie était tout le temps agréable et semblait apprécier le fait que je conserve le sourire après ce qui m'était arrivé. Son dernier jour est arrivé trop vite.

Je lui avais demandé plusieurs fois si le métier d'infirmière lui plaisait, et elle me répondait toujours : « Oh oui, oui ! » avec des grands yeux exprimant une grande satisfaction.

Elle est même passée me voir avant de partir pour me remercier et me féliciter de ma gentillesse et de mon courage. Cela m'a beaucoup touché mais, dans le fond j'ignorais où elle avait pu observer du courage chez moi.

Était-il courageux de subir ce que l'on a provoqué soi-même, même sans le vouloir ? Avais-je été courageux le jour de l'accident à hurler tant que je pouvais et pleurer comme une madeleine, ou à appuyer sur la sonnette au moindre problème dans tous les hôpitaux où j'étais passé ? Peut-être que la seule chose qui révélait un peu de courage de ma part, c'était le fait d'avoir exprimé tant de ténacité pour sortir de la baignoire alors qu'il y avait l'eau bouillante qui coulait et empêchait toute coordination de mes mouvements ; mais en fait rien de tout cela n'était héroïque, tout ce que j'avais fait lors de l'accident n'importe qui l'aurait fait, dans les mêmes circonstances, par instinct de survie. Et après, dans les hôpitaux, jusqu'à la Toussaint, je n'avais fait que subir en hurlant et gémissant sans cesse.

En même temps que Marie, deux autres étudiantes effectuaient leur dernier stage de dernière année d'école d'infirmière. Aurélie et Johanna passaient leur examen pratique concluant cette trentaine de jours dans ce service de réadaptation fonctionnelle et dont la note comptait pour l'obtention de leur diplôme d'état (D.E.) d'infirmière. Elles étaient de la même promotion et donc se connaissaient bien.

Je n'avais plus de gros soins à faire à mon arrivée à Belle-Isle, il fallait juste surveiller la greffe, la zone de prise de greffe et mettre régulièrement de la crème sur les zones brûlées. Johanna m'a demandé si je voulais bien être « son » patient. C'est-à-dire être le patient dont elle s'occuperait pour son examen pratique :

Devant un examinateur, un matin, elle devrait réaliser ma toilette au lit et mes quelques soins, cela n'avait rien de sorcier mais il fallait en plus qu'elle soit capable de présenter mon handicap et les raisons de ma présence dans ce service ; il n'était pas très facile de parler de ma maladie, que l'examinateur ne connaîtrait certainement pas, et d'expliquer qu'un accident suivi d'une immobilisation était responsable d'une évolution brutale de cette maladie, ce qui justifiait ma présence à l'hôpital. Après l'avoir prévenue de ces difficultés et face à son insistance, je n'avais aucune raison de refuser, j'avais l'occasion d'être un peu utile pour une fois. Et puis le courant passait plutôt bien entre nous, alors pourquoi dire non ? J'ai donc accepté.

C'était plutôt comique de voir son état de stress à chaque « répétition » lorsqu'une infirmière l'évaluait en nous observant et critiquait sa façon de procéder à ma toilette matinale. Audrey – la jeune infirmière – l'avait fait une fois et elle n'arrêtait pas de lui dire : « Tu peux faire comme si ou plutôt comme ça. » Et à la fin elle lui a demandé :

« Ça va, je n'ai pas été trop chiante ? »

Johanna lui a répondu (en bonne étudiante qu'elle était) :

« Non, non, c'est très bien que j'aie un maximum de pression avant l'examen réel. »

Et moi j'étais au milieu de tout ça ; j'attendais, j'écoutais sagement, et finalement j'ai éclaté de rire et pour charrier Audrey, j'ai lancé :

« Oh si, alors, qu'est-ce que tu as été chiante ! »

Et puis le grand jour est arrivé. Johanna était stressée, c'était une vraie boule de nerfs. Ce matin-là il y avait quatre personnes à mon chevet. L'un de ses professeurs, qui était l'examinateur, Christelle – une autre infirmière de l'équipe –, Muriel – une aide-soignante elle aussi du service – et Johanna qui était observée par les deux premiers et elle pouvait demander de l'aide à Muriel. J'ignorais qu'une toilette pouvait être une épreuve si importante, moi j'étais plutôt gêné que tant de monde assiste à ma toilette comme à un spectacle. Mais de toute façon j'avais accepté d'être « le cobaye », j'avais bien voulu être « son » patient, pour le meilleur et pour le pire.

La dernière semaine de leur stage, Johanna et Aurélie étaient bien plus détendues. L'examen passé, les dés étaient jetés. Le dernier jour de leur stage, Aurélie m'a dit qu'elles passeraient m'annoncer leurs résultats au D.E. vers la fin novembre.

En attendant, de mon côté, je continuais ma rééducation. Le médecin a demandé que l'on me lève un peu plus, deux heures le matin et deux heures l'après-midi. Je n'avais pas eu de crampe au niveau de l'aine jusque-là car quand on me levait, on m'emmenait directement au kiné et Bernard, le kinésithérapeute, m'allongeait tout de suite sur une table pour la mobilisation de mes membres, ensuite les brancardiers me remontaient dans la chambre sur le fauteuil roulant et on me recouchait immédiatement ou presque ; donc aucune contracture n'avait le temps de s'installer. Mais c'était avant les nouvelles consignes du médecin, qui stipulaient que l'on devait me remettre au lit seulement un peu plus tard après mon retour de ma séance de kinésithérapie. Je sonnais rapidement au début pour qu'on vienne me rallonger car cette crampe finissait toujours par arriver plus ou moins tardivement et la douleur causée par ma brûlure aux fesses m'était rapidement insupportable.

Souvent l'infirmière ou l'aide-soignante, qui venait voir ce que je voulais, me disait d'attendre encore un peu, « ce sont les consignes du médecin », me disait-elle. Je ne voulais plus supporter la douleur, si bien que ceci a été notre deuxième raison d'entrée en conflit après le serrage des bandes de contention.

Papa me surnommait *Idefix* quand j'étais petit, car, lorsque j'avais une idée en tête, rien ne me faisait penser à autre chose et je n'arrêtais pas d'embêter tout le monde jusqu'à obtenir satisfaction.

Dans le même ordre d'idée, on m'a surnommé Monsieur « Niet » à l'hôpital. Je le reconnaissais volontiers : j'étais une vraie tête de mule, probablement très chiant et peut-être un peu râleur sur les bords. Mais j'ai toujours essayé de rester correct avec tout le monde. Après tout, une seule personne était responsable de mon séjour à durée indéterminée à l'hôpital, et je ne pouvais en vouloir qu'à moi-même. Cette idée fixe que je m'étais mise en tête, rien ni personne, encore plus que d'habitude, n'aurait pu me l'ôter de l'esprit.

*

*   *

Aux vacances de la toussaint, des amis de Paris sont passés me voir. Ils avaient entendu parler de mon envie de hamburgers et m'avaient discrètement rapporté un menu américain complet. Quel régal ! C'était bien la première fois que je savourais autant un hamburger et des frites. C'était aussi le premier repas « clandestin » d'une longue série. Théoriquement je n'avais pas le droit de manger autre chose que les repas de l'hôpital. Le médecin m'avait même défendu d'utiliser le numéro d'un livreur chinois que ma mère m'avait ramené, il m'avait dit en rigolant : « Pour les nems, tu attendras de rentrer à la maison ! »

Je commençais à en avoir ras-le-bol des repas de l'hôpital qui ne variaient quasiment jamais. Avec les fiches repas à la semaine, j'ai vite pris l'habitude de prévoir un repas hamburger / frites, que mes visiteurs me rapportaient le soir sous le manteau, chaque fois que le dîner ne me plaisait pas.

Le moment de la Toussaint était un premier cap pour le médecin et il était temps d'accélérer un peu les choses, il fallait que je tienne de plus en plus sur le fauteuil roulant, et les aides-soignantes avaient pour consigne de ne plus faire ma toilette du matin au lit mais au lavabo.

Assis sur le fauteuil roulant, ma crampe s'estompait petit à petit, par contre mes brûlures au dos et aux fesses me faisaient rapidement souffrir et j'appelais toujours pour me rallonger plus tôt que ce qu'aurait souhaité le médecin.

Mais c'était surtout la toilette au lavabo qui me faisait m'insurger contre le médecin et toutes les soignantes de l'équipe, qui venaient me réveiller pour me laver le matin, pour plusieurs raisons.

Tout d'abord j'étais toujours sans chaussures et j'avais une trouille bleue de me cogner les pieds contre un des murs ou contre le WC des étroits sanitaires de ma chambre, ce qui aurait provoqué un réflexe de mes jambes que j'étais désormais totalement incapable de contrôler même un strict minimum. Je me voyais déjà perdre l'équilibre et tomber à cause de cette contraction intempestive.

Ensuite à cause d'un mauvais choc, j'aurais très bien pu me rouvrir ma greffe du pied gauche.

D'autre part, je n'avais plus aucune maîtrise de mon tronc et de mon dos, je parvenais à rester à peu près stable uniquement en ayant le dos plaqué contre le dossier du fauteuil roulant avec les mains crispées et agrippées sur les côtés du fauteuil roulant au niveau de mes genoux pour me maintenir droit.

En plus, le fait de devoir me pencher en avant pour que l'on me lave le dos renforçait ma peur et ma crispation car je n'avais plus le maintien du dossier et je devais prendre appui avec mes mains sur le lavabo humide et glissant. Je n'étais même pas sûr qu'en cas de chute je serais assez preste pour me rattraper, non seulement parce que je n'avais aucune prise sûre pour mes mains, mais en plus j'ignorais si musculairement j'aurais été seulement capable de me retenir.

Je me rendais compte que j'étais totalement dépendant d'une tierce personne et, qu'en plus, j'étais forcé de lui faire confiance. Je détestais ça. Me laver au lavabo me montrait juste combien j'étais devenu un handicapé dépendant, combien ma maladie avait évolué et, probablement, ce à quoi ma vie allait ressembler. À ces moments-là, je remettais encore et encore tout mon avenir en question. Je ne me sentais pas capable de supporter mes conditions de vie, car c'était désormais de cela qu'il s'agissait : mes conditions de vie au quotidien. De toute façon, je n'avais pas le choix, j'étais devenu comme cela : un handicapé dépendant, c'était tout ; rien n'y pouvait changer.

Enfin, la dernière raison pour laquelle j'ai fini par refuser de me laver au lavabo était en rapport avec le traumatisme psychologique de l'accident. « L'eau qui coule » était une image qui m'avait heurté et marqué. Jusque-là, dans tous les services où j'étais passé, les aides-soignantes ramenaient une bassine d'eau pour la toilette, donc je n'avais pas vu de robinets depuis le 15 septembre. Alors l'eau qui coulait du robinet, chaude ou froide, provoquait des flash-back et mes poils se hérissaient le long de mes bras. Des frissons me parcouraient le dos. Et j'avais surtout une appréhension terrible quant à toucher cette « eau qui coule ».

Qui l'eût cru qu'un mec de vingt ans pourrait avoir la trouille de l'eau qui sort d'un robinet ? Avant l'accident, pas moi en tout cas !

Et pourtant cette appréhension m'est restée pendant longtemps, chaque fois que je me brossais les dents (ça, je le faisais tout seul quand même) face au lavabo, ce souvenir me revenait et me glaçait le sang.

Lorsque j'ai dû expliquer au médecin pourquoi, après un ou deux essais, je refusais catégoriquement d'aller au lavabo, je lui ai simplement expliqué que je risquais une chute dès que mon dos décollait du dossier, que j'avais peur des chocs sur mes pieds et que, de toute façon, mon but était de pouvoir reprendre des douches et non de faire une petite toilette au lavabo car je ne le faisais jamais auparavant. Je n'osais pas lui avouer ma trouille du robinet. J'aurais sûrement dû car il a insisté en m'expliquant que c'était une première étape vers mon objectif. Il prenait souvent l'exemple du sportif qui veut sauter deux mètres cinquante en hauteur et qui doit monter sa barre progressivement, par étape. Seulement j'avais décidé que c'était non, alors chaque matin j'envoyais gentiment paître l'infirmière ou l'aide-soignante qui venait me réveiller si elle voulait m'emmener au lavabo. Et tous les lundis après-midi, lors de la visite du médecin, j'avais droit à un petit sermon pour essayer de me convaincre de l'utilité de l'étape du lavabo. Mais il n'a jamais réussi ; « Monsieur « Niet » a parlé ! » me disais-je dans ma tête.

Les travaux pour la création de l'ascenseur et la réfection de la salle de bain à la maison étaient terminés pour la fin novembre et comme mes parents avaient opté pour une douche à siphon de sol (ou douche à l'italienne) dans la salle de bain, ils avaient commandé un fauteuil roulant percé prévu pour que je puisse aller sous la douche dessus. L'hôpital ne disposant pas de fauteuil de ce type, nous étions convenus, le médecin et moi-même, qu'une fois le fauteuil livré, mes parents le ramèneraient à l'hôpital afin que je puisse prendre des douches.

Ainsi, les lundis lorsque le médecin remettait sur le tapis la toilette au lavabo, je répondais tout le temps : « J'irai à la douche dès que mon fauteuil sera arrivé. » Et pour moi la discussion était close. Je pensais qu'à force le message serait passé, que cette idée de l'étape du lavabo serait abandonnée définitivement. Je me trompais.

En effet un matin, Audrey est venue me réveiller et m'a dit : « on va te lever pour faire ta toilette ». Je venais tout juste de me réveiller et je ne supportais ni ne comprenais plus l'insistance du médecin sur la toilette au lavabo. Audrey ne devait certainement pas connaître mon point de vue là-dessus et, agacé de répéter la même chose tous les jours, j'ai mal réagi. Et la pauvre Audrey, qui appliquait tout simplement les consignes du médecin, a pris toute ma contrariété dans les dents. Pour être clair, j'ai été assez virulent dans mes propos, j'ai même haussé le ton. Elle n'a pas insisté et elle est partie. Mais moi, je m'étais choqué tout seul. Je n'avais jamais parlé comme ça, à personne, et encore moins à une infirmière ou aide-soignante.

Habituellement, j'aurais gardé mon calme et je lui aurais expliqué gentiment que dès l'arrivée de mon fauteuil personnel j'accepterais volontiers d'aller à la douche. Mais ce matin-là, c'est parti tout seul, si vite que je n'ai rien contrôlé de mes propos. Pourquoi avais-je réagi comme cela ? Surtout envers Audrey, pourquoi ? Je regrettais mes paroles, je m'en voulais de ne pas avoir su modérer mes mots.

Comme tous les matins, je suis allé en kiné à 11 h et j'en ai parlé avec Bernard. Je lui ai expliqué combien j'avais trouvé ma réaction excessive, et surtout que je regrettais d'avoir parlé de cette manière, même si dans le fond mon point de vue sur la toilette restait le même. Je n'aurais, de toute façon, pas accepté de me lever mais j'aurais dû être plus diplomate et ne pas réagir ainsi. Bernard m'a confirmé ma mauvaise attitude et réaction ; il m'a conseillé de présenter des excuses à ma petite infirmière. Regretter mes propos était déjà une chose positive, mais il fallait que j'assume mon comportement et ses conséquences devant elle.

À midi on m'a remonté à la chambre pour manger et j'espérais qu'Audrey passerait avant de finir sa journée de travail. Après le repas, je l'ai revue et l'ai priée de m'accorder deux minutes. Difficile de trouver les bons mots pour lui exprimer mon regret, pour lui expliquer que j'étais désolé d'avoir été si odieux le matin, pour lui dire que jamais je n'aurais dû hausser le ton. J'avais honte de mon comportement, j'osais à peine lever les yeux, je pleurais presque comme un petit enfant qui vient de faire une bêtise. Audrey n'était pas fâchée contre moi, elle m'a expliqué qu'il était un peu normal que « j'en ai marre » d'être à l'hôpital étant donné que nous étions début décembre et que je n'étais pas sorti depuis deux mois et demi. Elle mettait ça sur le dos de l'hospitalisation qui s'éternisait. C'était vraiment généreux de sa part, pour moi c'était inadmissible de ne pas avoir su contrôler mes paroles, et, si elle me pardonnait, moi dans ma tête je ne me pardonnais pas ce comportement inacceptable.

# Prises de conscience

Des amis sont passés me voir à l'hôpital à partir de début décembre, je pensais toujours que c'était à moi seul de payer le prix de ma bêtise, mais leur présence à mes côtés en plus de celle de mes parents et de ma famille m'a vraiment motivé à me battre pour redevenir un peu plus qu'un « légume ».

Je voulais pouvoir les regarder du même point de vue qu'avant et non plus depuis un lit d'hôpital. La plupart de ceux qui sont venus ne m'avaient jamais connu qu'en fauteuil roulant. Je n'avais déjà jamais pu les regarder vraiment face à face, alors qu'ils me voient sur mon lit d'hôpital, pour moi, c'était un peu comme s'ils venaient assister un mourant dans ses derniers souffles.

Une seule solution pour les voir du même point de vue qu'avant et surtout pour qu'eux me regardent de la même façon qu'avant : travailler toujours plus dur en kinésithérapie avec un seul but, une seule porte de sortie : retrouver un minimum de vitalité, de tonus et de dignité. Leur présence à mes côtés était une puissante source de motivation. Je me disais : « il faut que je puisse les regarder comme avant ».

Au cours de la dernière semaine de novembre, Géraldine prévoyait de passer me voir le week-end à l'hôpital, mais cette semaine-là le médecin m'a annoncé que je pourrais rentrer à la maison pour le week-end ; j'étais un peu gêné de devoir dire à Géraldine de repousser sa visite, mais cette première permission de sortie de l'hôpital me comblait de joie et je n'y aurais renoncé pour rien au monde.

L'hiver rigoureux était déjà bien présent, ce week-end-là j'ai eu horriblement froid ; j'ai grelotté pendant trois jours à cause de la grande différence entre les vingt degrés de la maison et les trente degrés de ma chambre d'hôpital.

Un froid de canard mais un changement d'atmosphère indispensable et attendu impatiemment après deux mois et demi d'isolement, de souffrances et de traumatismes.

Totalement léthargique, j'ai passé ce week-end sur mon lit à dormir ou à surfer sur le net avec mon ordinateur portable sur mes genoux. Je suis retourné sur le forum par lequel j'avais gardé contact avec les copains de l'IUT de Metz lorsque j'étais à Nancy, j'avais adoré leur conter mes petites aventures et mésaventures nancéennes de jeune handicapé indépendant.

Je me suis décidé à leur poster un message leur expliquant ma situation, ainsi qu'à leur rendre compte de ce que je vivais à l'hôpital chaque week-end, dès que j'aurais accès à Internet.

D'autre part, mes parents m'avaient acheté un harnais pour m'attacher sur mon fauteuil roulant, c'était presque ce truc à lui seul qui me maintenait le buste par moments, sans cela je me serais retrouvé par terre plus d'une fois.

Le bilan de cette première sortie n'était pas sensationnel, j'avais tellement peur du froid, je craignais de tomber malade et de reperdre le peu de vitalité et de tonus que j'avais déjà repris en kinésithérapie avec Bernard.

Inconsciemment, je craignais également d'affronter la réalité de mon état physique. Une réalité que tôt ou tard il me faudrait réaliser pour vivre avec ; car je ne pourrais pas passer toute ma vie à l'hôpital. Cela me terrorisait énormément mais j'allais devoir réapprendre à vivre selon mes capacités amoindries, apprendre à dépendre quotidiennement de mon entourage et parallèlement me battre comme un forcené pour regagner mon autonomie ; tout cela était simplement vital.

*

*     *

Dans cette même période j'ai reçu une annonce pour des recrutements par voie contractuelle (sans concours) de contrôleur des impôts un peu partout en France. J'ai immédiatement contacté Arnaud, il s'occupait d'un service projet professionnel dans une association nancéenne. Il suivait mon dossier d'insertion depuis un bout de temps et me conseillait pour mon orientation universitaire et professionnelle. Nous avons défini ensemble cinq ou six départements, dont la Moselle et la Loire-Atlantique, où envoyer des candidatures.

Je voulais tellement partir de Metz, j'espérais une réponse positive pour Nantes. En fait, j'avais quand même fait acte de candidature en Moselle juste pour faire plaisir à ma mère, au départ, car Arnaud me l'avait aussi fortement conseillé. De toute façon, une fois entré dans la fonction publique, il me serait facile de bouger par mutation m'avait-il dit. Les candidatures sont parties mais je ne me faisais guère d'illusions, je doutais fortement d'avoir les atouts nécessaires sur mon curriculum vitae pour convaincre les recruteurs de me convier à un entretien d'embauche.

De plus, je commençais une remise en forme à durée indéterminée et même dans le cas où je serais sélectionné après cette entrevue, je devrais rentrer à l'école des impôts de Clermont-Ferrand à la prochaine rentrée et j'ignorais totalement si cela serait possible.

*

*   *

En attendant les réponses, je continuais ma rééducation et je rentrais en permission uniquement les dimanches, ceci à ma demande pour éviter les longues nuits froides à la maison. En effet l'expérience de ma première sortie m'avait plutôt « refroidi » et par conséquent je préférais limiter mes sorties à la journée du dimanche. J'en profitais pour aller sur le forum Internet pour lire et répondre aux messages des copains. En leur racontant quelques petites anecdotes que je vivais à l'hôpital, j'avais l'impression d'adoucir ma bataille quotidienne; en ce sens que raconter en tournant à la dérision ma vie hospitalière semblait la dédramatiser et la rendre plus supportable.

*

* *

Début décembre, je commençais à remettre mes vieilles baskets que j'avais depuis au moins six ou sept ans, mais elles étaient si souples et élargies que je ne pouvais supporter que ces vieilles godasses. J'ai aussi commencé à faire de la musculation pour mes bras une à deux fois par jour.

Bernard avait pris une semaine de congé courant décembre et il m'a confié à Sophie, qui le remplaçait.

Sophie était une jeune kiné récemment diplômée d'une école de Belgique, elle avait seulement deux ans de plus que moi et avait été embauchée à Belle Isle début novembre. Elle était grande, blonde et j'ai passé la semaine à la chambrer avec des blagues de blondes.

En même temps qu'elle me mobilisait et me faisait travailler, c'était sympa de pouvoir parler de ses études toutes récentes et de son passe-temps favori : l'équitation.

Mais les autres fois que Bernard est parti en congé, une autre kiné me prenait en charge : Céline ; elle avait un peu plus d'ancienneté au centre de rééducation et je la connaissais déjà d'avant, comme Bernard. La différence, c'était que je ne parvenais pas à être totalement relâché et relaxé comme avec lui ; c'était plus fort que moi, je n'arrivais pas à me détendre pour les quelques mouvements et étirements de ma mobilisation dès que ce n'était pas mon kiné habituel qui s'occupait de moi. Et ce, ni avec Sophie ni avec Céline. Ni même si n'importe quel autre kiné avait essayé de me mobiliser, le résultat aurait été le même ; car aucun autre n'avait ma confiance « inconsciente », celle dont j'ai déjà parlé et que seul Bernard possédait.

En plus de la mobilisation, en décembre, Sophie me réglait la machine de musculation pour mes bras sur le quatrième poids. Cette machine en comptait quinze au total et lorsque j'avais commencé, Bernard me la réglait sur le troisième.

Le fonctionnement était relativement simple, je bloquais mon fauteuil roulant dos ou face à la machine et je tirais sur une barre reliée aux poids par l'intermédiaire d'une poulie. J'aimais beaucoup tirer et tirer encore, sentir que mes muscles se contractaient bien et surtout je me disais avec soulagement qu'au moins une partie de mon corps refonctionnait correctement.

En plus, contrairement à mes membres inférieurs, mes bras récupéraient assez rapidement musculairement. D'autres patients se servaient aussi de la machine et une fois j'ai vu un monsieur assez corpulent tirer dessus alors qu'elle était réglée sur le huitième poids. Faire cela n'avait pas l'air d'être trop difficile pour lui. À ce moment-là de ma progression, j'en étais au sixième poids au maximum et j'en bavais déjà. Alors cela m'a donné encore plus de motivation, de détermination et de hargne pour continuer à tirer toujours plus.

*

*   *

Les fêtes de fin d'année approchaient. En Moselle, le lendemain de Noël est également férié. Le 25 décembre tombant un dimanche, c'était un week-end de trois jours. Je suis rentré le samedi dans la matinée à la maison car Élise (ma grande sœur), Jean-Baptiste (son fiancé) et la famille de ce dernier venaient passer le réveillon de Noël chez mes parents. Comme je ne connaissais que Jean-Baptiste, c'était l'occasion de rencontrer sa famille. Bien sûr Élise et JB m'en avaient parlé : Monika, Luc et Junior le petit frère. Tout comme eux avaient entendu parler de moi ainsi que de mon accident.

Pour notre première rencontre, le jeune étudiant de plus en plus autonome malgré une maladie génétique, que j'avais été, avait disparu et laissé la place à un handicapé tout maigre assisté dans ses moindres mouvements. J'avais presque honte d'être présenté à eux comme cela.

En fait, j'avais surtout honte de ce que j'imaginais qu'allait penser Junior, dans sa tête de petit garçon de onze ans : « C'est à ça que ressemble le frère de ma future belle-sœur », d'un air choqué. J'ignorais quelle était vraiment sa pensée en me voyant mais si j'avais été à sa place, c'est à peu près ce que je me serais dit.

Ils sont arrivés avant que je ne rentre – le vendredi 23 – et ils ont profité de la journée du samedi pour visiter Metz car ils arrivaient de Paris sans connaître la région messine.

En fin d'après-midi, j'ai enfin pu mettre des visages sur les noms que j'avais souvent entendus, et j'ai aussi fait la connaissance de Luna, une belle grande chienne – de race dogue argentin –, qui n'a eu aucune crainte face au fauteuil roulant et s'est laissée volontiers caresser par moi. Les dogues argentins peuvent être des chiens de combats très méchants, mais Luc l'avait très bien dressée et moi qui ai toujours adoré les chiens, je ne me suis pas privé de la câliner.

À partir de ce week-end de Noël, je rentrais à la maison tous les samedis, mes parents venaient me chercher dans la matinée et je retournais à l'hôpital le dimanche soir pour 20 h.

La semaine, je continuais la kinésithérapie et comme je tenais de plus en plus longtemps sur le fauteuil roulant, je faisais de l'ergothérapie en supplément depuis la Toussaint.

Le médecin aurait souhaité que je fasse également de l'orthophonie. J'ai dû y faire acte de présence deux fois. Mais comme je l'avais déjà constaté cinq ans plus tôt – lors de ma première hospitalisation journalière de rééducation intensive d'entretien à l'hôpital Belle-Isle –, je ne voyais pas l'intérêt de répéter des mots et des phrases sans aucun sens, ou de s'entraîner à faire des « chhh » avec la bouche qui forme un o, ou encore de respirer uniquement avec le ventre ou de reproduire le plus rapidement possible une suite de mots dérisoire. Toutes ces bizarreries me semblaient totalement ridicules et inutiles ; tout ceci aurait peut-être plu à un enfant de maternelle, moi, cela m'insupportait. En plus, l'orthophoniste travaillait à l'hôpital uniquement les mardis et jeudis entre 11 h et 13 h. Les repas étaient à midi pile dans les chambres, alors aller en orthophonie ne m'arrangeait pas, surtout que j'avais pris l'habitude de remonter dans la chambre à midi ou même un petit peu avant, dès que j'ai pu propulser le fauteuil roulant et me déplacer de manière autonome pour le trajet de la salle de kinésithérapie à ma chambre car je mangeais en regardant des mangas qui commençaient à midi. De toute façon, je me trouvais des tas d'excuses pour ne pas y aller.

Encore une chose pour laquelle j'avais dit non.

*

*   *

Toutes les activités de rééducation que je pratiquais commençaient à porter leurs fruits, très lentement, je me découvrais quelques petites capacités d'autonomie.

Par exemple, j'arrivais à me débrouiller tout seul désormais pour uriner avec le pistolet lorsque j'étais sur mon fauteuil roulant. Cela pouvait paraître quelque chose de tout à fait simple et normal pour le commun des mortels de pouvoir baisser son pantalon et uriner tout seul ; mais pour moi cela n'avait pas été possible pendant trois mois et demi, alors même si retirer et pire encore remettre mon pantalon ainsi que mon caleçon m'était d'un labeur sans pareil, j'étais fier de pouvoir me dire en moi-même : « Hourra ! J'ai fait pipi tout seul comme un grand ! »

*

* *

Ayant observé mes petits progrès du quotidien, les soignantes ont décidé de tenter de passer à la vitesse supérieure pour ma toilette. Un matin, l'une des infirmières m'a proposé de prendre une vraie douche.

Mon fauteuil de douche n'était pas encore arrivé, mais Christelle – l'infirmière en question – m'a expliqué qu'une baignoire spéciale avec un siège dedans était arrivée récemment à l'hôpital et elle m'a proposé qu'avec l'aide de Karine – la plus jeune aide-soignante de l'équipe – elles essayent à elles deux de me faire prendre ma première véritable douche.

C'était juste une proposition, mais je me suis dit que pour une fois j'avais l'occasion de dire oui et ainsi de leur montrer que j'avais, malgré tout, un minimum de confiance en elles pour la toilette hors du lit.

Pour me conduire jusqu'à cette fameuse baignoire, elles m'ont placé sur mon fauteuil roulant en m'ayant « habillé » comme les dieux grecs de l'Antiquité avec les draps du lit. Je n'y avais guère prêté attention, je sortais du sommeil et de toute façon mon esprit était de plus en plus obnubilé par toutes ces questions, que j'ai déjà citées, quant à mon rétablissement et mon avenir. Pourtant, le regard des quelques personnes que nous avons croisées dans le couloir m'a fait prendre conscience de l'allure, du look presque théâtral que j'avais. Des grands bonjours, des rires, des grandes salutations… Sur le coup, je me suis dit que c'était sans doute parce que c'était la première fois qu'ils me voyaient sortir le matin de si bonne heure, ensuite j'ai pensé que j'avais sûrement un air ridicule.

Mais après tout, je m'en fichais, j'étais anxieux et pressé de découvrir cette fameuse baignoire : elle était presque carrée, d'environ un mètre de côté, peut être un peu plus longue que large. Le côté opposé à la robinetterie s'enlevait et le siège – un pauvre dossier et une assise en plastique bleu foncé – coulissait jusqu'au bord pour permettre de s'y transférer directement depuis le fauteuil roulant. Une petite rainure de quelques centimètres de large permettait l'évacuation de l'eau sous les fesses. Les côtés, bien hauts, de la baignoire étaient surmontés de petites barres métalliques permettant de s'accrocher.

Rien qu'en apercevant le siège, j'ai commencé à paniquer. Je ne supportais pas de m'asseoir sur du dur, même avant l'accident, alors vu tout le poids que j'avais perdu, j'étais encore bien moins rembourré qu'avant et l'idée de poser mes fesses directement sur du plastique m'était tout à fait inenvisageable. Elles ont plié l'un des draps pour le mettre sur le siège comme un coussin avant de m'y transférer. Malgré cela, j'avais mal aux fesses et je ne parvenais pas à me maintenir stable. Alors Karine me maintenait le buste pendant que Christelle me lavait. J'étais terrifié et complètement crispé, je serrais les barres si fort que mes mains sont devenues toutes blanches. Mon état d'angoisse et de constriction s'expliquait par ma douleur aux fesses, par le fait que je n'étais pas capable de me tenir seul et surtout par cette image de « l'eau qui coule » qui me hantait toujours.

Je n'ai jamais accepté d'y retourner, et ma seule réponse à leurs propositions de bain a désormais été :

« Pour la douche, on attendra que mon fauteuil spécial soit arrivé. »

*

* *

Face à tous ces « non » de ma part, le médecin a voulu que je parle avec la psychologue de l'hôpital. Elle est passée me voir la première fois en novembre puis tous les quinze jours. Dès le début, je lui ai expliqué mon point de vue sur ce que je pensais de sa venue et de sa profession en général.

Je n'estimais pas du tout avoir besoin de voir une psy. Le fait de parler de l'accident me rappelait des tonnes de mauvais souvenirs et de souffrances. Et de toute façon je ne pouvais pas revenir en arrière et empêcher ce qui était arrivé. C'était fait et puis voilà, inutile d'en reparler. Maintenant je devais récupérer physiquement.

Je n'avais jamais eu besoin et surtout pas envie d'aller voir un ou une psy. Pour parler à quelqu'un je préférais aller voir un copain ou une copine, nul besoin d'aller voir quelqu'un payé juste pour écouter les malheurs des autres. En plus je ne la connaissais pas. Pourquoi et comment me confier à elle alors que je n'avais pas l'habitude de me confier à qui que ce soit. Solitaire était un adjectif qui me qualifiait bien mais je préférais me dire autonome.

C'était le médecin qui lui avait demandé de venir me voir, mais en aucun cas elle ne venait à ma demande. Je lui ai donc dit tout cela dès notre premier entretien, sans être agressif, mais je tenais à ce que les choses soient claires entre nous.

J'étais plutôt mal à l'aise les premières séances, d'autant plus qu'elle débutait toujours ses consultations par la même question :

« Où en êtes-vous ? »

Elle aurait surtout voulu que je lui parle de mes sentiments et ressentiments du moment, mais ces choses-là, j'avais pour habitude de les garder pour moi. J'ai pourtant fini par lui répondre :

« Je paye le prix de ma négligence. De toute façon c'est clair dans ma tête, c'est ma faute ; maintenant je suis à Belle Isle en rééducation. Donc c'est là où j'en suis ! »

Je détournais quelque peu le sens de sa question mais c'était volontaire, je ne voulais pas lui ouvrir mon esprit.

*

* *

Les premiers week-ends de permission m'ont donc permis de retrouver mon ordinateur portable et l'accès à Internet. Début décembre j'ai entrepris de mettre par écrit l'accident et ce que je ressentais. Cela m'était plus facile que d'en parler, mais aussi plus terrible, car je tapais très lentement à l'ordinateur. Décrire l'horreur de l'accident a été un énorme travail, aussi long qu'atroce. J'ai passé plusieurs mois sur ce terrible passage du bain brûlant, je me forçais à revivre ça encore et encore dans les moindres détails jusqu'à en être assez loin dans mon récit pour le montrer à la psychologue.

Ainsi je n'avais plus à lui en parler et elle était occupée à lire et cessait de me poser des questions.

Au fil des séances, je commençais à dialoguer un peu plus avec elle, parce que mon père m'avait dit qu'elle était aussi une intermédiaire entre l'équipe médicale et moi. Je sélectionnais ce que je lui disais, je lui parlais de ce que j'avais fait, des candidatures aux impôts, de mon souhait de partir dans une ville plus accessible aux fauteuils roulants comme Nantes, etc. Mais je refusais toujours de parler de mes sentiments ; mon état psychologique ne concernait que moi.

Je suis resté persuadé que l'accident était de ma faute, tout simplement parce que je connaissais très bien les risques de perte d'équilibre liés à ma maladie. Si j'avais fait les choses comme à mon habitude le jour de l'accident, si j'avais pris le temps de ressortir de la baignoire pour faire couler l'eau, rien de tout cela ne serait arrivé. Mais comme Cécile – une amie – m'a dit : « Avec des si, on referait le monde ». Avec des si, j'aurais continué de vivre tranquillement à Nancy. Je m'en voulais terriblement, et en même temps je me trouvais devant le fait accompli alors il était inutile de me mentir à moi-même, je ne savais pas si je pourrais un jour revivre avec seulement un handicap « moindre » comme avant. Être en fauteuil roulant mais pouvoir tout faire seul (toilette, habillage, transferts, repas, etc.), ainsi que je l'avais toujours fait avant cet accident, était pour moi un handicap « moindre » ; par contre je ne m'étais jamais envisagé aussi dépendant, je le supportais très mal et uniquement parce que je n'avais pas le choix.

Je n'avais pas spécialement la volonté formidable de me battre que certains me trouvaient, je ne pouvais simplement rien faire d'autre qu'essayer d'apprendre à survivre dans cet état de « délabrement physique ». Impossible de renoncer à survivre, et même dans le cas contraire, comment faire pour trépasser ? J'y pensais très souvent, surtout les week-ends, à la maison, chaque fois que je devais attendre quelque chose de quelqu'un. Des choses que je faisais aisément seul avant, comme me lever, aller aux toilettes, ou me laver par exemple. Chaque fois, j'aurais voulu disparaître, ne plus être, mais je voulais le faire sans souffrances car j'estimais avoir eu ma dose de mortifications. De plus, je ne voulais pas laisser la moindre image sanglante en souvenir à mes proches, donc pas question de m'ouvrir les veines ou de me tirer une balle, j'aurais juste voulu que mon cœur cesse de battre tout simplement. Mourir, c'était la solution qui résoudrait tous les problèmes, je pensais sincèrement que vu mon état c'était LA solution alternative.

Je n'étais plus qu'un poids en plus à la charge de mes parents. Et mes sœurs, comment pouvaient-elles parler de moi à leurs amis et amies ?

Je voulais juste ne pas être une charge si lourde, je n'acceptais pas d'être devenu un jeune de presque vingt et un ans qui avait plus de besoins qu'un gamin de deux ans. Était-ce anormal de demander soit une vie normale, soit la libération d'un corps de plus en plus handicapé ? Qu'avais-je fait pour mériter un tel sort ? Était-ce la faute à pas de chance ou une punition divine ? Pourquoi ? Pourquoi moi ? À qui avais-je fait du mal ?

J'ai imploré Dieu qu'il m'explique pour quelles raisons je devais subir ce handicap et toutes ses conséquences (l'accident en était une) toute ma vie, ou je le priais juste de ne plus me laisser sur Terre. Dieu ne s'est jamais manifesté, peut-être que je n'étais qu'un fais divers à l'échelle du monde pour lui, peut-être que je n'existais pas à ses yeux ou peut-être que l'on a tort de croire en lui et qu'il n'a jamais existé.

De toute façon, je restais avec mes interrogations en tête sans les partager, et surtout pas avec la psychologue car cela aurait signifié que j'avais besoin d'elle. Plusieurs fois j'ai failli lui en parler. Mais non, j'ignorais quels mots utiliser, j'avais peur de mal m'exprimer, d'être mal compris et pris pour un fou.

*

*　　*

La nouvelle année 2006 a plutôt bien commencé, j'avais des visites régulièrement, je reprenais du poids petit à petit et j'étais fier d'augmenter les poids de la machine de musculation pour mes bras. Quand tout allait bien, je mettais un poids supplémentaire chaque semaine. Le plus difficile a été le passage du septième au huitième, à la moitié du nombre total de poids. Mais j'étais si fier d'y arriver, de pouvoir dire qu'enfin je soulevais autant que le gars que j'avais vu à la fin 2005, que rien ne m'aurait été impossible.

Au niveau de mon travail de la coordination et de la précision de mes gestes manuels, je progressais également. En ergothérapie[1], Cédric me faisait manipuler des cartes ou des petits pions par l'intermédiaire de

---

1. Réadaptation, par et pour l'activité, complémentaire à la kinésithérapie.

jeux de société dans le but de perfectionner ma motricité fine.

Avant Noël il m'avait parlé de l'arrivée d'une nouvelle ergothérapeute à la rentrée 2006.

En effet, début janvier Adeline est arrivée à Belle Isle. Elle connaissait déjà le service de rééducation pour y être venue en stage au cours de sa scolarité. Elle était diplômée de l'école de Nancy depuis l'été 2005. Après avoir travaillé quelques mois à Colmar dans un centre pour personnes âgées, elle intégrait l'équipe des ergothérapeutes du plateau technique de réadaptation fonctionnelle de l'hôpital messin.

*

*   *

De mon côté, parmi toutes mes visites j'étais un peu déçu de ne pas avoir revu Nadya – mon petit rayon de soleil de Bon Secours. Elle ne m'avait rien promis, elle m'avait dit : «J'essayerai de passer.» mais j'avais très fortement espéré la revoir.

Au fil du temps, elle était devenue mon rêve, mon fantasme même ; car ma sexualité se réveillait après un long coma causé par toutes les souffrances liées aux brûlures et à leurs conséquences. Je m'imaginais qu'en revenant me voir, elle manifesterait autant que moi l'envie d'un moment intime et l'idée d'avoir un rapport sexuel avec elle me plaisait beaucoup.

Même si je me doutais fortement que j'étais en train de me tourner un film dans ma tête, j'ai tout de même demandé à un copain de me ramener une boîte de préservatifs (même si ma maladie génétique n'était pas sexuellement transmissible, cette protection était surtout à but contraceptif et contre les MST) ; juste au cas où j'aurais une relation sexuelle avec Nadya ou avec une autre, après tout je n'avais ni femme ni fiancée ni même petite amie alors je ne devais fidélité à personne.

Mais malgré mon statut de célibataire et la tentation des jolies élèves infirmières de mon âge, il était clair pour moi que mes relations avec le personnel soignant (infirmières comme aides-soignantes comme kiné comme ergo, etc.), même si à la longue elles devenaient amicales, devaient rester des relations blouses blanches / patient et jamais plus. Les rapports amicaux que j'entretenais servaient seulement à égayer et pimenter l'ambiance au quotidien.

Jamais, ni moi, ni elles, n'avons eu aucun comportement tendancieux. Je me disais que si éventuellement j'avais un rapport sexuel, ce serait avec l'une de mes visites. Bien que cela soit très peu probable, vu ma grande timidité et mon apparence peu attirante, je préférais prévoir et être paré à toute éventualité en ayant quelques capotes sous la main.

Aurélie et Johanna – les deux jeunes élèves infirmières en stage au sein de l'équipe du service de réadaptation fonctionnelle lors de mon premier mois à Belle Isle – ne sont pas revenues non plus et j'ignorais toujours leur résultat au D.E., même si je me doutais de leur réussite. Contrairement à Nadya, Aurélie m'avait affirmé qu'elle passerait me revoir.

Par contre Cécile et Céline, deux copines que j'avais connues au lycée, étudiant toutes les deux au Saulcy[1], sont passées juste après leurs partiels de janvier. Mon apparence physique, même si elle avait été pire, les a un peu choquées. Elles ont décidé de venir chaque semaine passer un peu de temps à discuter avec moi le vendredi entre midi et 13 h. J'étais content, j'avais enfin un rendez-vous hebdomadaire autre qu'avec des blouses blanches. Cela me rassurait aussi : je me sentais un peu plus « normal », un peu moins « malade ». Je pouvais leur parler plus librement qu'avec la psychologue. En même temps, elles pouvaient observer l'évolution de ma forme physique d'une semaine à l'autre.

Magali, une fille que j'avais également connue au lycée et dont j'étais amoureux secrètement depuis bien longtemps, est passée me voir quelques jours après la première visite de Cécile et Céline. Nous n'avions plus que de maigres contacts par SMS de temps à autre depuis mon départ à Nancy. Pourtant, après que je l'ai prévenue de mon accident, elle avait tout de suite accepté de venir me voir à l'hôpital. La particularité de ma situation y était certainement pour beaucoup, mais en tout cas j'étais vraiment charmé de la revoir.

Elle était accompagnée par une autre Magali que j'avais aussi connue au même établissement scolaire et par Olivier, le chauffeur de taxi qui m'avait transporté

1. Campus universitaire situé à deux pas de l'hôpital Belle Isle.

durant quatre ans pour les allers-retours de chez mes parents jusqu'au lycée puis jusqu'à l'IUT de Metz situé sur le campus du Saulcy, et qui tout comme moi avait remarqué le charme majestueux de ma bien-aimée.

Une autre fois, elle est venue seule. Le matin, j'avais été acheter un bouquet de fleurs à la cafétéria de l'hôpital pour le lui offrir. J'espérais peut-être conquérir son cœur ou au moins lui faire plaisir. J'avais même pris le temps de lui écrire un petit mot, malgré mes difficultés à tenir et à guider un stylo, pour lui rappeler la gentillesse sans égale dont elle avait fait preuve dès notre première rencontre. Pour lui rappeler ma reconnaissance, pour nos merveilleux souvenirs communs de sorties en ville, de promenades et de rigolades. Pour lui témoigner toute l'importance qu'elle avait à mes yeux. J'aurais voulu lui écrire une déclaration d'amour. Mais je n'ai pas osé libérer mes propos et lui décrire mes sentiments noir sur blanc. Encore une fois, ma grande timidité m'avait empêché de me lancer. Je m'étais toujours retrouvé très « coincé » face aux filles dès qu'il s'agissait de mes sentiments. Alors son amitié m'avait toujours suffi auparavant et je n'avais pas osé aller plus loin, de peur d'altérer notre relation à jamais.

Lorsqu'elle est arrivée, nous sommes allés discuter et boire un verre à la cafétéria. J'avais laissé les fleurs et le petit mot dans ma chambre car je ne voulais pas qu'elle lise ces quelques lignes face à moi. J'espérais qu'elle les lirait seulement après m'avoir quitté.

Magali travaillait au cinéma depuis quelques années. Elle m'a dit qu'elle y avait rencontré un jeune homme. Sur le coup, je me suis senti effondré. J'ai senti mon cœur partir en miettes. J'ai senti tous mes espoirs et rêves d'idylle s'envoler.

Puis j'ai réalisé qu'elle avait eu raison de trouver quelqu'un. C'était tout à son honneur et tout à fait normal. Elle était belle, douce, gentille ; parfaite, tout simplement. Elle avait tout pour plaire. Alors quoi de plus normal pour une sublime Valentine de trouver son Valentin ?

Même si j'avais eu une chance pour avoir une place dans son cœur à un certain moment, aurais-je seulement été à la hauteur ? Aurais-je seulement pu et su la rendre heureuse ? J'en ai douté. De toute façon, c'était trop tard pour moi. J'aurais dû oser lui faire ma déclaration au moins quatre ans plus tôt. Je n'avais plus que mes regrets pour pleurer.

Finalement, c'était sans doute mieux qu'elle ait rencontré quelqu'un de « normal », quelqu'un de valide pour la rendre heureuse.

À la fin de notre conversation, je ne trouvais plus d'intérêt de lui déclarer ma flamme, j'ai tout de même insisté pour qu'elle me raccompagne jusqu'à ma chambre avant qu'elle ne reparte en lui disant que j'avais quelque chose pour elle. Je lui ai finalement glissé ma petite lettre pliée en quatre dans les fleurs avant de lui tendre le bouquet. Toute surprise, Magali a eu un sourire divin et m'a dit : « Oooh, il fallait pas. »

Ensuite elle est partie. En la regardant s'éloigner, je me demandais si je n'avais pas fait une erreur de lui donner le petit mot. Je ne savais pas, je ne savais plus. Je le lui avais donné sans réfléchir.

De toute façon c'était trop tard, je n'avais plus qu'à reprendre ma rééducation et attendre une éventuelle réaction de sa part.

*

* *

Mes parents me ramenaient quotidiennement mon courrier et notamment les réponses à mes candidatures aux impôts. J'ai reçu en première celle de la Moselle. Elle était positive. J'étais convoqué pour un entretien le mercredi 22 février prochain, à 10 h 30 à la préfecture de Metz.

Toutes les autres réponses, que j'ai reçues par la suite, étaient négatives. Celle de Nantes aussi. Dommage pour moi. Je ne pourrais pas quitter Metz tout de suite. Ces lettres commençaient toutes par : « Nous avons le regret de vous annoncer... » Et cela me suffisait pour comprendre la nature négative du courrier. Je ne les lisais même pas entièrement.

Dès que j'ai eu la réponse positive de la préfecture de la Moselle, j'ai immédiatement recontacté Arnaud – celui qui m'avait déjà donné un coup de main pour envoyer mes candidatures. Il est repassé à plusieurs reprises pour m'aider à préparer le fameux entretien.

*

*     *

Au mois de janvier, j'ai reçu le coup de téléphone de la responsable d'un centre de dressage de chiens d'assistance de Lyon. En effet, lorsque j'habitais seul à Nancy, j'avais entrepris des démarches pour acquérir un chien d'assistance à partir de mai 2005. Pascal, un jeune handicapé que j'avais rencontré dans cette même ville et qui en possédait déjà un, m'avait aidé. Il m'avait prévenu que l'attente serait très longue avant que cette dame ne prenne contact avec moi pour prévoir un entretien au cours duquel nous définirions mon profil idéal de chien. Après cela, il me faudrait à nouveau attendre l'organisation d'un stage de remise de chien – une alternance d'une durée de quinze jours de cours théoriques et d'exercices pratiques avec les chiens – pour enfin avoir mon propre compagnon à quatre pattes.

Avant l'accident, j'étais impatient de recevoir ce coup de fil, mais depuis ce 15 septembre dernier, je n'y avais pas repensé. Jusque-là je n'avais jamais envisagé l'avenir post-hospitalier sérieusement et encore moins avec un chien à mes côtés. Mais je me rappelais la longue attente pour cet appel alors j'ai tout de suite accepté de la rencontrer. Nous avons donc convenu d'une date et elle est venue à l'hôpital pour définir le profil de mon futur chien. J'étais très excité à l'idée d'obtenir un chien, un chien rien qu'à moi.

Comme mes parents n'étaient pas au courant de ces démarches – je n'avais rien dit car ma mère n'avait jamais voulu de chien à la maison –, j'en ai profité pour les mettre devant le fait presque accompli. Presque, car la dame devait me rappeler après sa première visite pour me prévenir de l'organisation du prochain stage, si un chien correspondait au profil que l'on aurait élaboré.

Ces deux nouvelles – pour l'entretien à la préfecture et pour le chien – m'ont mis du baume au cœur et m'ont encouragé dans ma rééducation en me fixant quelques objectifs éventuels : si j'étais pris aux impôts, il faudrait que je sois apte à rentrer à l'école à Clermont-Ferrand en septembre et dès qu'un stage de remise de chien serait organisé, je voulais être prêt à y partir.

*

* *

On arrivait début février et, à chaque visite, le médecin parlait de me faire sortir. L'hospitalisation complète avait assez duré et il était temps que je rentre à la maison tout en continuant ma rééducation en hôpital de jour.

Depuis quatre mois j'étais le patient du cent quarante-cinq, je n'avais jamais eu de camarade de chambrée et mon isolement me pesait lourdement. En effet, dans ma chambre je ne voyais que les soignants et mes visites. Mes seules relations avec les autres patients existaient uniquement sur le plateau technique en kiné, en ergo ou en gym. Je passais systématiquement mon temps libre et mes repas devant la télé, avec la console de jeux vidéo ou au lit à me reposer dans ma chambre. Peut-être était-ce parce que la majorité des autres patients étaient bien plus âgés que moi. Le fait de ne pas pouvoir me déplacer aisément limitait mes balades au strict minimum. Je ne trouvais ni la force, ni le courage, ni même l'envie d'aller voir les autres dans leur chambre. D'ailleurs eux ne venaient pas non plus sauf deux exceptions : Sébastien et Alexandra.

Sébastien était atteint d'une pathologie neurologique qui le bloquait dans un fauteuil roulant. Il est venu deux semaines à l'hôpital à partir de la dernière semaine de janvier en kinésithérapie « d'entretien ». Nous nous retrouvions donc chaque jour dans la salle spécifique neurologie avec Bernard – notre kinésithérapeute spécialisé en la matière. Les brancardiers l'emmenaient depuis sa chambre et venaient le rechercher après sa séance car ses déplacements autonomes en fauteuil roulant manuel étaient extrêmement difficiles ; dans sa vie de tous les jours, il avait un fauteuil motorisé.

Souvent, alors que je remontais à ma chambre pour le repas à midi, on se retrouvait dans l'ascenseur et rapidement il a repéré le numéro de ma chambre. Ainsi, de temps en temps il demandait à ce qu'on le dépose devant ma porte pour venir papoter avec moi. J'étais très content de pouvoir discuter avec lui, il m'a expliqué sa grande dépendance quotidienne, sa vie avec sa mère à son chevet et ses occupations journalières. Je l'écoutais et quelque part je l'admirais, il avait dans les trente-cinq ans environ et semblait endurer cette vie de dépendance, qui m'effrayait tant, avec simplicité, courage et parfois même humour. J'étais subjugué, lui vivait et survivait avec le sourire à ce cauchemar que je méprisais tant.

Je me rendais compte qu'un handicap peut prendre le dessus dans la vie ; jusqu'à l'accident je m'étais toujours battu pour surpasser les symptômes de ma maladie, j'avais toujours su défier mon handicap jusqu'à vivre tout seul. Mais jamais je n'avais réellement imaginé que ma maladie puisse prendre le dessus et me condamner à la dépendance à autrui.

Ce que je n'avais jamais imaginé, lui, le vivait au quotidien depuis bien longtemps et je restais sans voix en entendant cela.

Alexandra, quant à elle, était une petite jeune femme très sympathique d'une trentaine d'années qui a occupé la chambre voisine à la mienne pendant une petite semaine au début du mois de février. Elle était hospitalisée suite à un accident de voiture où son pied droit avait été bien amoché. Pour cette raison, elle se déplaçait avec des béquilles. Malgré la brièveté de son séjour, nous avons eu le temps de faire connaissance. Elle habitait au Luxembourg et elle était mariée à un homme qui mesurait bien deux ou trois têtes de plus qu'elle.

Ensemble, une fois la journée de rééducation terminée, nous bavardions de tout et de rien en observant les allées et venues des soignantes dans les couloirs du service jusqu'à l'arrivée de nos visiteurs respectifs. Mais dans ces moments de discussions et d'évasions, j'avais presque l'impression de ne plus être un patient ; j'avais l'impression de passer par là un peu par hasard, d'observer la vie du service hospitalier sans me rendre compte que j'en faisais encore partie. Mais tous les soirs, les infirmières nous rappelaient à la réalité lorsqu'elles ramenaient les médicaments à prendre avec le dîner ; cela nous remémorait que nous aussi faisions partie des malades.

Alexandra m'a laissé un petit mot sur un bout de papier glissé sous ma porte le jour de son départ, contenant un gros bisou et des encouragements pour continuer ma rééducation, qu'elle n'a pas pu me donner directement car je n'étais pas encore remonté à ma chambre lorsqu'elle est partie. Cela m'a beaucoup touché et j'ai espéré moi aussi bientôt en finir avec cette trop longue hospitalisation complète.

Le week-end après sa sortie, j'ai revu Géraldine. C'était l'une de mes dernières permissions avant mon retour définitif à la maison. Nous avons profité du samedi après-midi pour nous retrouver au cinéma. C'était la première fois que je sortais sans la présence de mes parents depuis l'accident. Et c'était aussi la preuve que je regagnais petit à petit une certaine notion « d'autonomie ».

*

*     *

Finalement, j'ai fait ma sortie de l'hôpital le samedi 18 février 2006 en fin de matinée après une dernière semaine plutôt marquante.

En effet, le lundi, lors de sa visite habituelle, le médecin avait supprimé tous les calmants à base de morphine de mon traitement pour les remplacer par un autre antalgique censé avoir les mêmes effets de soulagement. En réalité celui-ci m'a provoqué des crises, manques d'oxygène, suffocations et étouffements. La première fois, le mardi soir : j'étais simplement en train d'appeler pour que quelqu'un vienne fermer la fenêtre de ma chambre. Le médecin, qui passait par hasard dans le couloir devant ma chambre à ce moment-là, est venu répondre lui-même. Mais je n'arrivais déjà plus à parler. Aucun son ne sortait de ma bouche. Je semblais m'étrangler. Je déglutissais des bulles. Sa réaction a été rapide, il a appelé les infirmières pour qu'elles me mettent sous oxygène et sous surveillance. Je suis resté sous la surveillance d'une élève infirmière toute la soirée jusqu'à la nuit car personne n'avait vraiment compris ce qui venait de m'arriver et pourquoi cela m'était arrivé.

Le lendemain matin, comme tous les matins depuis mon arrivée à l'hôpital Belle Isle, j'ai eu un croissant au petit-déjeuner. À la troisième bouchée de celui-ci, j'ai senti comme la veille ma respiration se couper. J'ai immédiatement pressé la sonnette mais cette fois-ci, une aide-soignante que je ne connaissais pas est venue voir ce que je voulais. Comme la veille, impossible de parler. Alors elle s'est un peu impatientée :

« Si vous ne me dites pas ce que vous voulez, je ne peux rien faire. » Et finalement : « Bon, je vais quand même appeler l'infirmière ».

Et j'ai de nouveau eu droit au tuyau d'oxygène dans les narines pendant une bonne partie de la matinée pour améliorer ma ventilation.

En y repensant après coup, c'était peut-être la réponse à mes prières de libération de ce corps mal fichu que j'avais gâché à cause de cet instinct primaire de survie. En ce sens que si je ne m'étais pas précipité sur la sonnette, l'étouffement aurait eu raison de moi et aurait mis fin définitivement à mon calvaire.

Lorsque je suis allé en kiné et en ergo ce jour-là, Bernard et Cédric étaient au courant des malaises que j'avais eus et ils m'ont dit que j'étais bien le premier à avoir des réactions qui affolent autant le médecin.

À la suite de cela, le jeudi j'ai eu un mal de ventre épouvantable, le midi je me suis forcé à manger un peu. Je n'aurais pas dû car peu après, j'ai vomi. J'étais sur mon fauteuil roulant, penché sur le côté pour éviter de me garnir les genoux et ça n'arrêtait pas, je vomissais, je m'arrêtais et je vomissais à nouveau. Le sol de la chambre n'était plus qu'une marre de vomissures et moi je crachais, je pleurais, j'étais dégoûté de ce que j'avais dans la bouche. Je n'ai pas eu besoin d'appuyer sur la sonnette, mes pleurnichements ont alerté les soignantes, étant donné qu'elles avaient la consigne de venir me surveiller régulièrement après mes malaises.

Parmi celles qui sont venues nettoyer, il y avait Audrey, elle finissait son service et devait partir en congé. Elle disait :

« Ah ! Ce n'est pas vrai, ils ne me laisseront jamais partir ! »

Le soir et toute la nuit j'ai eu une bonne diarrhée et le médecin m'a mis à la diète totale pour au moins vingt-quatre heures. Je devais juste boire beaucoup d'eau mais rien d'autre afin de me purger l'estomac.

J'ai donc quitté le service de réadaptation fonctionnelle le samedi avec une bonne gastro et une faim incommensurable.

Partir de la chambre d'hôpital n'était pas si négatif en fin de compte, mais quel déménagement ! Cela faisait tout de même quatre mois que je vivais à Belle Isle et j'avais toute une collection de bandes dessinées, des DVD, des CD et la console de jeux vidéo que mes parents avaient achetée pour m'occuper.

D'après ces derniers, ce retournement intestinal pouvait aussi s'expliquer par ma gigantesque anxiété quant à mon retour à la maison. C'était tout à fait vrai, et totalement légitime.

En effet, pendant que ma mère réglait les détails administratifs de ma fin d'hospitalisation, je m'étais plongé dans une réflexion sur ma notion d'indépendance. Je repensais nostalgiquement à ma vie six mois plus tôt et je sentais des gros sanglots me venir, alors je fermais les yeux de toutes mes forces pour retenir mes larmes.

Je me revoyais dans mon petit studio nancéen en train de m'habiller allongé sur mon lit en usant de ma souplesse pour enfiler mon pantalon, mes chaussettes et mes chaussures. Puis une galipette, un bond sur le côté et je me retrouvais sur mon fauteuil roulant. Je me revoyais aussi me transférer sur les WC ou dans la baignoire à la force des bras, avec un léger appui sur mes pieds – indispensable car stabilisateur. De la même façon, j'arrivais à grimper sur mon lit et sur mon fauteuil roulant depuis le sol, car je tombais souvent.

Plus rien de tout cela ne m'était désormais possible ; réussir à baisser mon pantalon pour uriner dans le pistolet m'était déjà très laborieux, tout comme me transférer sur un lit ou sur une table de kiné, alors un transfert aux toilettes ou dans une voiture tout seul était devenus inenvisageable.

Même si j'avais pu me rendre compte lors de mes permissions que « l'art de la chute » ne m'avait pas quitté, dorénavant, il m'était impossible de me relever seul depuis le sol et cela me terrifiait.

Quant à mes mains, j'étais encore beaucoup plus maladroit qu'avant l'accident. Par exemple je n'étais plus capable de manger un yaourt proprement sans renverser la moitié de chaque cuillère et cela aussi m'inquiétait horriblement.

# Réhabilitation laborieuse

Le lundi 20 février 2006, le jour de mon vingt et unième anniversaire, j'ai fait mon entrée en hôpital de jour au centre de rééducation de Belle Isle toujours, c'est-à-dire que j'y allais pour 9 h le matin et je rentrais à la maison vers 15 h. Et ce du lundi au vendredi. Le médecin m'avait prescrit des transports alités en ambulance. Étant donné mon état physique, j'étais incapable de faire seul un transfert dans une voiture banale VSL[1].

Dès la première semaine, j'ai demandé une autorisation spéciale pour ne pas venir ce premier mercredi 22,

1. Véhicule sanitaire léger.

afin d'aller à mon entretien pour le poste de contrôleur des impôts.

Mes parents m'ont emmené à la préfecture pour 10 h 20, ils étaient plus stressés que moi. J'y allais sans appréhension aucune, peut-être que, sortant à peine de cinq mois d'hospitalisation, je ne percevais plus vraiment ce genre d'anxiété. Je n'ai jamais trop laissé paraître mes angoisses avant un entretien ou un examen même si j'étais tout de même intérieurement anxieux. Mais cette fois-ci c'était différent. Si je n'exprimais aucune inquiétude, c'était réellement parce que je ne ressentais même pas un tout petit peu ce mal de ventre dû au stress.

Je me suis retrouvé face à deux interlocuteurs, le directeur divisionnaire des services fiscaux de Moselle assisté de la déléguée au handicap.

À ce moment je me suis dit: «Allez! Tu joues ton avenir!», pour essayer de me mettre un minimum la pression. Ensuite je me suis concentré sur les quelques révisions que j'avais réussi à faire à l'hôpital et sur Internet le week-end précédent.

Dès le début de l'entretien, le directeur divisionnaire des services fiscaux m'a dit qu'il y avait eu cent trente-sept candidatures pour le seul poste de la Moselle, et que huit candidats seulement – dont je faisais partie – avaient été sélectionnés sur dossier pour venir en entretien. J'étais vraiment surpris, je tâchais de ne pas le montrer de trop; mais j'étais très étonné que mon curriculum vitae ait retenu leur attention. Mon seul diplôme validé, c'était mon baccalauréat général série économie et sociale. J'avais bien fait un an en IUT Statistiques et Traitement Informatique des Données et un an de faculté de droit, mais sans décrocher aucun diplôme. De plus, mon expérience professionnelle se résumait à deux choses : j'avais travaillé quelques mois comme téléconseiller pour un fournisseur d'accès à Internet et j'avais été enquêteur une demi-journée pour l'équipe de football locale. Alors jamais je n'aurais pensé sérieusement, même si je l'avais espéré, que si peu de chose retienne leur attention et surtout parmi cent trente-sept candidatures.

Mais après tout, j'étais là. Alors c'était à moi de leur montrer qu'ils n'avaient pas commis d'erreur en me convoquant, moi, plutôt qu'un autre.

La suite de l'entretien s'est plutôt bien déroulée. Je leur ai parlé d'abord de moi et de mon parcours scolaire, je leur ai expliqué que je sortais tout juste de l'hôpital suite à un accident survenu en septembre dernier. Ensuite nous avons parlé de la DGI (Délégation Générales des Impôts) et le directeur m'a demandé si j'avais rencontré un fonctionnaire travaillant aux impôts pour parler de son métier à la DGI. Une réponse positive de ma part à cette question aurait démontré mon intérêt pour cet organisme public. Avant même que j'aie eu le temps de lui répondre quoi que ce soit, il a dit : « Non, bien sûr, étant donné que vous étiez à l'hôpital. »

C'est à ce moment-là que j'ai pensé à Faouzi. Je l'avais rencontré à Belle Isle lors de ma première hospitalisation journalière cinq ans plus tôt, il était victime de la même maladie que moi et nous avions sympathisé. Faouzi avait dix ans de plus que moi et travaillait à la DGI comme contrôleur des impôts. Le directeur divisionnaire le connaissait, Faouzi était sans doute le seul contrôleur des impôts de Moselle en fauteuil roulant. Alors je me suis rappelé les discussions que j'avais eues avec lui et nous en avons débattu avec mes interlocuteurs.

Avant de clore cet entretien, le directeur m'a demandé ce que j'avais pensé de l'affaire où Florent Pagny avait eu quelques soucis avec la DGI. Sans répondre directement, je lui ai dit avec le sourire que je ne me faisais pas de soucis pour le compte en banque du chanteur, mais que j'avais trouvé l'affaire énormément surmédiatisée. Nous avons parlé encore une dizaine de minutes, moi je n'avais pas vu le temps passer.

J'ignorais combien de temps avait duré l'entretien mais lorsque j'ai rappelé mes parents pour qu'ils viennent me chercher, ils m'ont dit que ça faisait déjà une bonne heure qu'ils m'avaient déposé.

Sur le chemin du retour, mon père m'a demandé si l'entretien s'était bien passé. Je lui ai répondu fièrement : « Oh oui, je pense, on a même parlé de Florent Pagny ! Enfin, on verra. »

Je ne voulais pas trop me mouiller, même si j'avais eu une bonne impression, c'était mon premier entretien d'embauche réel et je ne voulais pas me risquer à faire des pronostics.

Dès le lendemain matin, je retournais à l'hôpital pour enchaîner les séances de kiné, d'ergo et de gym. Tout cela était trop éprouvant pour moi et j'étais vraiment fatigué. Je devais reprendre un rythme de vie « normale » ; mais après mes cinq mois d'hospitalisation, je ne tenais toujours pas la journée entière sur le fauteuil roulant et les infirmières m'emmenaient en salle de repos juste après le repas de midi pour me laisser récupérer une heure et demie environ avant de reprendre les activités de rééducation. L'après-midi, aussitôt rentré à la maison, j'allais faire une sieste de deux bonnes heures.

Malgré tout ce repos j'étais de plus en plus fatigué. À la fin de la première semaine je pensais récupérer pendant le week-end, mais le lundi suivant je n'étais pas plus en forme que le vendredi. Ophélie, l'une des infirmières du service de rééducation, que je voyais quotidiennement, constatait chaque matin mon état apathique presque léthargique et m'a conseillé de voir le médecin pour qu'il me laisse une ou deux journées de repos à la maison dans la semaine.

Fait et dit, à partir de la semaine suivante je n'allais plus à Belle Isle que les lundis, mardis et vendredis car le mercredi ma mère ne travaillait pas et le jeudi mon père était à la maison et donc, ces jours-là, il y avait quelqu'un pour s'occuper de moi car physiquement je n'arrivais toujours pas à grand-chose tout seul. J'avais besoin d'aide pour mes besoins naturels, pour ramasser les objets que je faisais tomber (ils étaient nombreux étant donné ma grande maladresse), pour manger et pour tous les actes de la vie quotidienne.

Pour m'aider à me préparer les matins où j'allais à l'hôpital ainsi que pour m'assister en leurs absences, mes parents avaient fait appel à une association proposant des services d'aide à la personne. Ce genre de prestations était pensé pour des personnes âgées et la moyenne d'âge des intervenantes tournait autour de la cinquantaine d'années.

Celle qui est venue au début était une ancienne aide-soignante, donc elle savait comment s'y prendre avec moi. Honnêtement je n'avais pas à me plaindre de son travail, mais j'aurais voulu qu'elle soit plus jeune et d'un physique plus agréable car elle était plutôt bien portante.

Seulement voilà, je n'avais pas le choix, j'étais trop dépendant pour faire le difficile. Trop handicapé pour avoir le choix. Malgré tout, je me disais : « Lorsqu'on emploie quelqu'un, on veille à ce que ce soit la personne qui nous convienne, alors pourquoi pas moi ? ». Après tout, je payais comme n'importe qui, mais j'étais bloqué car je ne connaissais aucun autre organisme proposant des prestations similaires. Je n'avais pas la force en rentrant de l'hôpital de chercher d'autres prestataires de services. Je ne savais même pas où chercher et ma mère n'avait pas le temps de s'occuper de cela avec son boulot.

Un mardi matin, l'employée n'est pas venue. À l'heure où elle était censée arriver, la responsable de l'association a téléphoné pour dire qu'elle ne viendrait pas car elle s'était fait une entorse à la cheville et s'était mise en arrêt. Ce matin-là, personne n'est venu en remplacement et comme il fallait aussi qu'il y ait quelqu'un quand j'allais rentrer dans l'après-midi, la responsable a dit qu'elle enverrait une remplaçante pour ce moment-là.

Ma mère, qui attendait l'auxiliaire de vie tous les matins pour lui ouvrir la porte de la maison, m'a aidé à me préparer pour l'arrivée de l'ambulance qui m'emmenait à l'hôpital vers 9 h 30. Elle avait prévenu son travail qu'elle serait en retard.

Pour moi, c'était en un sens un nouvel espoir, l'espoir que cette remplaçante soit plus à mon goût.

Malheureusement j'ai été très déçu en arrivant à la maison l'après-midi car la remplaçante était une petite dame d'origine africaine qui avait environ quarante ans et qui ne parlait presque pas; cela m'a soulagé quand elle m'a annoncé qu'elle ne suppléait que ponctuellement et que ce serait encore une autre personne la prochaine fois. Mon espoir est re-né tout à coup.

Pendant trois jours jusqu'au vendredi, je me suis fait des illusions car la deuxième remplaçante n'était pas mieux que la première et même pire encore. Non seulement physiquement elle n'était pas attirante, loin de là, mais en plus je devais sans arrêt la surveiller car en cherchant les choses, elle retournait la maison. À un tel point que le soir mes parents se sont rendu compte qu'elle avait déglingué les portes du placard où était rangé l'aspirateur. Pas étonnant, elle faisait tout vite et mal (le repassage, le pliage du linge...).

De la même façon que le mardi, j'avais besoin de quelqu'un à mon arrivée de l'hôpital l'après-midi pour m'assister jusqu'au retour de ma mère. Elle est donc revenue à la fin de l'après-midi. J'étais exténué de ma journée de rééducation et d'avoir dû passer le reste du temps à la surveiller au lieu de me reposer. Finalement, je me suis sacrifié à lui faire la discussion pour l'occuper afin qu'elle arrête ses conneries jusqu'à l'arrivée de ma mère.

Après avoir constaté l'ensemble des dégâts, mon père a dit qu'il ne voulait plus jamais qu'elle vienne à la maison. Il commençait même à me reprocher de l'avoir laissée retourner la maison. Elle était censée venir pour m'aider, s'occuper du linge et faire un peu de ménage et moi j'étais censé me reposer. Alors il n'était pas question que je joue les baby-sitters ! Pas question que l'assisté assiste l'assistante ! Il ne manquait plus que ça, que ce soit moi le responsable des conneries d'une femme payée théoriquement pour m'aider et me faciliter la vie. Ah non !

« Dans ce cas je préfère rester seul ! » ai-je dit à mes parents. Dans l'état où j'étais, c'était encore trop risqué de rester seul, je risquais de chuter rien qu'en éternuant. Lorsque je toussais c'était spectaculaire : le haut de mon corps était projeté en avant et mes jambes sautaient, mon dos n'était pas assez remusclé pour contrer ce violent spasme, alors à chaque fois je risquais la chute.

De toute façon, même si par la suite il a été possible que je sois seul en attendant que ma mère rentre du travail après ma journée à l'hôpital, j'avais indispensablement besoin d'aide le matin pour mettre de la crème sur ma greffe, pour m'habiller, pour me transférer sur le fauteuil roulant, pour le petit-déjeuner et pour faire un brin de toilette à la salle de bain avant de partir.

Donc dès le mercredi matin suivant, une troisième remplaçante est venue. Je devais être une vraie bête noire. Je n'avais vraiment pas de veine. Celle qui est arrivée était presque pire physiquement. Enfin, comme disait mon père : « Elles ne sont pas là pour te plaire, mais pour t'aider. ». Oui bien sûr c'était vrai, mais, à part ces dames, je ne voyais pas grand monde à part les gens de l'hôpital et les ambulanciers, alors j'aurais au moins voulu quelqu'un de plus jeune (et de plus agréable à regarder). En plus d'être moche, elle ne comprenait rien.

Un exemple : un matin je lui demande de me passer le pistolet pour uriner au lit avant de me lever, comme tous les jours. Je l'ai vu me fixer des yeux sans bouger. Elle m'a fait penser à un vieil ordinateur sur lequel on a installé un logiciel trop récent pour le processeur. Celui-ci rame comme pas possible. On entend : « crrrrr, crrrrrr… ». Je me suis dit :

« Pourvu qu'elle ne bug pas ! »

Et puis au bout d'un moment ça a fait « tilt ». Ses yeux se sont allumés comme des ampoules. Elle était débloquée. Elle venait de comprendre. Elle m'a dit :

« Ah oui, oui » et enfin elle m'a donné le pistolet.

Tous les matins j'espérais le retour de la première, mais elle avait démissionné. La responsable a téléphoné à la maison pour m'annoncer la nouvelle ; elle voulait que ce soit cette troisième remplaçante qui continue mes prestations. Je lui ai immédiatement rétorqué que c'était hors de question et que je voulais quelqu'un d'autre. Finalement, la responsable elle-même est venue assurer les prestations dont j'avais besoin. Elle avait bien la quarantaine, mais bon, elle était sympa et puis je n'avais pas à me plaindre de son boulot.

Au moins, mes diverses petites mésaventures avec toutes ces femmes me faisaient des choses à raconter la journée en rééducation, on a rigolé des bons coups avec Bernard, avec Sophie, avec tout le monde à Belle Isle.

*

* *

Physiquement, avec la kinésithérapie, je me sentais un peu mieux chaque jour. Du moins je récupérais du muscle. C'était tellement facile de tirer après les poids de la machine pour mes bras, c'était plus difficile de bouger les jambes mais après la grimace de l'effort, je riais aux éclats de satisfaction en voyant qu'elles répondaient de mieux en mieux. Pourtant il y avait une chose que je ne récupérais pas si facilement que les muscles : l'équilibre.

Développé inconsciemment depuis la naissance par le commun des mortels, mon équilibre était diminué par ma maladie. L'évolution brutale de celle-ci était un effet secondaire inattendu de l'immobilisation du mois entier que j'avais subie juste après l'accident du 15 septembre dernier. J'avais développé de l'équilibre pendant mon enfance et puis petit à petit, tout doucement, la maladie me le rongeait. Cette évolution éclair m'avait bouffé la stabilité de mon tronc d'un seul coup, comme dix ans d'évolution « normale » de la maladie.

Bien sûr si je n'avais pas eu l'accident, tôt ou tard je serais certainement arrivé au même stade de l'évolution. Mais pas si vite, pas si brusquement.

Cette perte de l'équilibre était la cause principale de ma dépendance accrue. En effet, désormais pour la douche j'étais obligé d'être aidé par mon père. Je ne supportais pas cette dépendance. Je ne supportais pas de ne pas pouvoir me transférer seul sur le fauteuil percé, je ne supportais pas de ne pas réussir à me déplacer une fois sur ce siège parce qu'il fallait que je me cramponne aux accoudoirs pour me maintenir droit. Je ne supportais pas de vivre comme cela, comme un grand handicapé. Il n'était même pas question de vivre, je passais mon temps à essayer d'améliorer ma condition physique de vie. À quoi bon continuer, juste pour cela ? Chaque fois que je me retrouvais à dépendre de quelqu'un et surtout de mes parents j'y pensais :

> « J'en ai marre, j'en ai assez, ça ne peut plus durer, j'ai vingt et un ans et mes parents doivent s'occuper de moi comme si j'en avais dix-huit de moins ».

Je me rendais compte que j'étais devenu un poids pour les autres. Du moins c'était ce que moi j'étais persuadé d'être. Je ne le supportais pas. Alors, de plus en plus souvent, j'errais dans de sombres pensées :

> « Qu'est ce qui me retient dans cette vie de misère où chaque jour n'est que souffrances, où je ne suis qu'un boulet pour mon entourage et pour moi-même, où jamais je n'ai trouvé ma place et je ne la trouverai. Tout au long de ma vie je me suis toujours senti en décalage avec les autres. J'ai toujours été différencié des autres, on me disait souvent « toi, t'es spécial », j'étais trop anormal pour être normal, mais pas vraiment assez pour être totalement handicapé. J'en ai assez, j'ai vécu dans la différence du regard des autres, j'ai souffert à cause de ma différence, aujourd'hui je paye ma différence, je la subis et c'est atroce. Alors maintenant je voudrais mourir dans l'indifférence, sans bruit, sans gêner personne. Disparaître c'est mon souhait, ma prière. Je voudrais que mon cœur cesse de battre tout simplement, mourir calmement, c'est mon apaisement. »

Autant je pouvais déprimer dans ces moments de dépendance, autant je pouvais rire avec les gens (patients comme soignants) à Belle Isle. Je me disais qu'il valait mieux que l'ambiance soit bonne pour encourager et être encouragé par tous les gens qui étaient aussi en phase de rééducation.

Nous n'étions que quelques-uns en hospitalisation longue, les autres comptaient la durée de leur séjour en semaines (entre trois et six). J'étais là depuis quatre mois et toujours aucune perspective de fin d'hospitalisation. Bien sûr, je rentrais tous les jours à la maison et j'avais deux week-ends par semaine. Mais la rééducation était ma seule occupation, je passais mon temps libre, c'est-à-dire les jours où je n'allais pas à l'hôpital, plongé dans mes pensées, sans jamais réussir à envisager un avenir. Je n'en parlais pas, tout cela tournait dans ma tête, me hantait sans arrêt, mais il était hors de question de me confier à qui que ce soit et surtout pas à la psychologue que je voyais encore de temps à autre.

Pourquoi ? Tout simplement parce que je n'aurais pas su exprimer clairement ce que je pensais, parce que j'aurais eu peur d'être mal compris, parce que les gens de mon entourage préféraient que je vive à tout prix plutôt que me voir mourir soulagé. Parce que j'étais comme ça.

# Objectif : sortie définitive

Un matin de début mars, alors que j'étais à l'infirmerie, mon portable a sonné. J'avais encore oublié de couper la sonnerie. Je me demandais qui pouvait bien m'appeler à cette heure-là. Je n'ai, bien entendu, pas répondu ; je suis sorti dans le couloir pour consulter mon répondeur. On m'avait laissé un message vocal. Jamais je n'aurais imaginé qu'un message puisse m'apporter une telle joie. C'était la responsable du centre de dressage de Lyon qui m'invitait à un stage de remise de chien en avril. Je l'ai rappelée immédiatement pour lui confirmer ma présence au stage. Elle m'a dit qu'elle m'envoyait les différents papiers et qu'elle me réservait une place. J'étais aux anges, enfin un chien rien qu'à moi ! Bien sûr je savais qu'aller au stage ne me garantissait pas à cent pour cent de revenir avec un compagnon à quatre pattes mais l'annonce de ce stage avait une double signification. D'abord la forte probabilité d'obtenir mon chien d'assistance, mais surtout cela signifiait une fin de l'hospitalisation relativement proche.

En effet je venais de fixer ma date de sortie définitive du centre de rééducation, de toute façon le médecin ne m'aurait pas gardé indéfiniment à l'hôpital et il a trouvé aussi que mon départ pour Lyon à Pâques était un bon objectif pour ma sortie.

J'étais tout heureux d'aller annoncer la nouvelle à tout le monde, j'ai même promis des photos du chien aux infirmières, aux kinés, enfin à tous les gens que je connaissais à l'hôpital.

En attendant de partir, il me fallait récupérer un maximum d'énergie. La motivation aidant, je tirais de plus en plus lourd sur la machine pour muscler mes bras. L'augmentation du nombre de poids est devenue sujette à des petites prises de bec avec Bernard. J'étais persuadé qu'en augmentant la difficulté j'améliorerais le contrôle de mes bras en même temps que je me musclerais. À force d'entêtement j'en suis arrivée au quatorzième (sur quinze) poids. Mais mon kiné a fini par me faire entendre raison : améliorer le contrôle de mes gestes était une chose bien distincte de faire du muscle. Il m'a fait promettre de ne plus dépasser le douzième poids.

En fait ce coup de fil pour le stage de chien d'assistance m'a donné un immense élan de motivation pour repousser mes limites à l'extrême, au point que j'en ai oublié l'importance du rapport qualité / quantité pourtant primordial en kinésithérapie. Bernard me l'a répété de nombreuses fois :

« Cesse d'augmenter si rapidement les poids, ton but doit être d'ajuster et de contrôler ton mouvement, non de soulever cinq tonnes n'importe comment, sans aucun contrôle. »

Pourtant l'objectif de réussir à tirer la totalité des poids avant mon départ était la source même de l'esprit compétitif qui m'animait. Ce défi pouvait paraître ridicule et totalement stupide aux yeux de tous ; mais pour moi, pour mon moral et pour mon envie de vivre, c'était énorme. J'avais besoin de ce sentiment de compétition pour me prouver que j'étais encore capable de me fixer des objectifs et de relever quelques défis.

Plus généralement, tous les patients en période de rééducation en avaient également besoin ; en rééducation, comme dans toute discipline sportive, pour progresser il fallait le vouloir. Sans volonté et soutien mutuel entre patients, il ne pouvait y avoir de progrès.

Parmi les plus jeunes soignés, certains ramenaient des gâteaux et des boissons le vendredi pour fêter la fin de semaine avec les autres rééduqués et les « blouses blanches ». J'avais décidé de faire un petit goûter le vendredi 17 mars pour « fêter » mes cinq mois à l'hôpital Belle Isle.

Cinq mois déjà ! Je ne me rendais pas bien compte comme le temps passait vite. Serais-je prêt pour mi-avril ? De toute façon c'était décidé : je les quitterais coûte que coûte pour Pâques.

Au cours du goûter, la discussion portait majoritairement sur mon futur chien. Quelle race serait-ce, pourrais-je choisir son nom, à quel moment l'aurais-je et surtout quelles étaient mes attentes en rapport à son rôle de chien d'assistance ? Des tas de questions auxquelles je répondais en expliquant que je partais le 16 avril à Sainte Foy-lès-Lyon pour quinze jours, où j'alternerais cours théorique sur le comportement à avoir avec le chien, sur la psychologie canine, les soins vétérinaires etc. Et travaux pratiques avec les chiens pour justement connaître leurs fonctionnalités d'assistance. J'attendais d'un chien d'assistance qu'il soit, avant toute chose, un animal de compagnie que je chérirais ; mais qui saurait aussi m'apporter un gros soutien dans ma vie quotidienne pour m'aider à ramasser des objets au sol ou ouvrir et fermer les portes.

Je savais que les trois premiers jours du stage, j'essayerais plusieurs chiens et j'en désignerais trois favoris. Les éducateurs canins de leur côté en sélectionneront trois également qu'ils jugeront les plus compatibles avec mon caractère ; et au final, ce sont eux qui m'attribueront mon futur compagnon. On m'avait également dit que les animaux auraient tous à peu près deux ans, car c'était la durée de leur formation. Donc ils auraient déjà des noms. Quant à la race, tous les chiens éduqués étaient soit des Labradors, soit des Golden retrievers.

Certains étaient au courant de ma candidature aux impôts, mais malheureusement je n'avais aucune nouvelle à leur donner, depuis mon entretien, j'étais toujours en attente du verdict.

Je pensais arriver dans la dernière ligne droite de l'hospitalisation de jour avant le commencement d'une nouvelle vie avec un handicap plus lourd, mais normalement aussi avec un nouveau compagnon à quatre pattes.

*

* *

J'avais un dernier rendez-vous chez la psychologue, je me suis risqué à lui parler de ce que j'avais ressenti et pensé ces derniers mois. Je lui ai dit que lorsque j'étais petit, en voyant des fauteuils roulants, je m'étais juré de ne jamais me laisser finir dans une chaise roulante. Je m'étais juré de me tirer une balle plutôt que de finir sur quatre roues. À quinze ans je me suis rendu compte que le fauteuil roulant pouvait me permettre de sortir en sécurité. Seulement à l'époque, je pouvais le faire seul ainsi que tous les gestes de la vie quotidienne. Alors que là, j'étais devenu réellement handicapé et dépendant. Alors oui, très souvent j'avais envisagé d'en finir. Je m'étais juré de ne jamais vivre comme ça, seulement je n'ai pas eu le choix, désormais ce serait ou le fauteuil roulant ou rien. J'aurais parfois préféré rien, mais la mort – puisque c'était de cela qu'il s'agissait – a toujours été envisagée d'une manière négative par tout le monde ; il fallait à tout prix l'éloigner et la repousser le plus possible. Je la voyais d'une tout autre façon. Je la voyais plus positive. Elle était ma libération de cette enveloppe corporelle mal fichue. La fin de ce calvaire de dépendance et la fin de cette différence qui m'a tant coûté.

La psychologue m'a immédiatement proposé de prendre un rendez-vous chez son collègue psychiatre, qui avait la possibilité de prescrire des médicaments antidépresseurs.

C'était la réaction typique que je ne voulais pas entendre. Pour une fois que j'osais un peu lui dire ce que j'avais dans la tête, elle a eu ce réflexe typique de psy : « Prends tes cachets, tu es fou, tu dis n'importe quoi » sans même essayer de comprendre.

C'était sans doute ce type de discours que j'avais voulu éviter lorsque je m'étais tu sur « où en êtes-vous ? » à chaque entretien avec elle.

Bien sûr, elle ne m'a pas dit textuellement cela, mais je l'ai pris ainsi.

J'étais vraiment déçu. Je constatais, que comme mon père me l'avait dit à l'époque où j'étais en hospitalisation complète, elle avait été une intermédiaire pour la communication avec l'équipe de soins à ce moment-là, mais son rôle aurait dû s'arrêter là. Dans mon cas, mes pensées devaient rester dans ma tête si je ne voulais pas être pris pour un fou, et désormais ce serait le cas.

Je n'ai jamais réussi à trouver un intérêt quelconque à une psychothérapie, mais avec cette réaction de vouloir me faire voir un psychiatre, j'en étais désormais dégoûté et vacciné à jamais.

J'étais soulagé à la fin de la séance, soulagé de ne pas lui dire « à dans quinze jours », soulagé du supplice dans lequel une blouse blanche, me faisant face, me demandait : « Où en êtes-vous ? ».

Une question très importante m'a occupé l'esprit juste après. Où en étais-je physiquement ? Serais-je capable de remonter seul sur le fauteuil roulant depuis le sol, sans aucune aide ? Pour le savoir, un seul moyen, Bernard était d'accord avec moi : il fallait essayer.

Pendant ma séance de kiné du matin, je me suis mis par terre, face à l'espalier, le fauteuil roulant bloqué à côté de moi. Bernard était à quelques mètres avec d'autres patients qui avaient leur séance en même temps que moi. Un jeune kiné stagiaire le secondait pour s'occuper de tous les patients, dont moi, souffrant de pathologies neurologiques, car en cette deuxième moitié du mois de mars, nous étions plus nombreux que d'habitude.

Ce jeune stagiaire s'est placé derrière moi par crainte du risque de chute car en effet il y avait un risque. Je m'étais élaboré une stratégie pour réussir, mais difficile de savoir à l'avance si mes muscles tiendraient le coup.

Je me suis donc agrippé aux barreaux de l'espalier. Je les ai escaladés un à un à la force des bras car je n'avais quasiment pas d'appui sur mes jambes. Je sentais la sueur perler sur mon front dans l'intensité de l'effort. Il n'y avait aucun bruit dans la salle. Tous les regards étaient braqués sur moi. En plus, le jeune stagiaire était tout stressé en voyant mes mains passer d'un barreau à l'autre avec de grands gestes incoordonnés.

Une fois que mes fesses ont dépassé la hauteur du siège, j'ai fait glisser mes mains sur le côté du barreau de manière à me retrouver au-dessus du fauteuil roulant et pouvoir me déposer dessus en douceur.

Ouf! Quel soulagement! J'y étais, j'avais réussi, et sans aucune assistance.

Tous m'ont applaudi, kinés comme patients, j'en étais un peu gêné, après tout je m'étais seulement relevé du sol au fauteuil roulant, rien d'extraordinaire. Pourtant, dans le fond, j'en étais très fier. M'acharner à tirer comme un fou après cette foutue machine avait payé. Avant l'accident, c'eut été normal que j'effectue une telle prouesse, mais au moment où je l'ai fait, c'était un exploit. Et même bien au-delà de cela, c'était une magnifique victoire sur moi-même.

La fin du mois de mars approchait, le jeune stagiaire a eu terminé son stage et moi, j'étais de jour en jour plus impatient de partir à Sainte Foy-lès-Lyon.

# Petite contrariété

Un petit problème se déclarait mi-mars : l'ongle de mon gros orteil droit commençait à suinter. Au bout de quelques jours il commençait à s'infecter et à me faire mal.

Un ongle incarné, comme si c'était le moment ! Comme si je n'avais pas eu ma dose de douleur !

D'après le médecin, cela ne faisait pas mal ; il était bien le seul à me dire cela. Bernard, Sophie, Adeline, enfin tous savaient combien cela pouvait faire souffrir.

Tous les soirs, mes parents me faisaient des bains du pied droit. C'était d'ailleurs une vraie galère avec les réflexes de mes jambes. Je hurlais chaque fois que ma mère passait une compresse avec de la biceptine pour nettoyer le bourgeon ; dès qu'on effleurait mon pied, mon genou remontait d'un coup sec sous mon menton. C'était des réflexes aussi vifs que le jour de l'accident dans la baignoire.

J'ai revu le médecin pour lui faire comprendre à quel point cela m'était insupportable. Il a décidé de me faire voir par un chirurgien de l'hôpital ; les infirmières du service de rééducation se sont occupées de me prévoir un rendez-vous avant que je ne parte. Le chirurgien étant très occupé, elles n'ont pas réussi à obtenir une consultation avant le 11 avril, après avoir insisté sur le caractère prioritaire de la chose. En effet il était hors de question que je parte au stage le 16 avril avec un pied dans cet état, il fallait à tout prix régler cette histoire avant mon départ.

Mais nous arrivions début avril et je n'en pouvais plus, en kiné je n'enlevais même plus la chaussure pour la mobilisation de peur de ne pas réussir à la remettre à cause de la douleur. Si bien que les infirmières se sont battues pour m'obtenir de voir le chirurgien plus rapidement.

Le jeudi 6 avril, elles sont venues me chercher au réfectoire à midi pour m'emmener au service de chirurgie. J'étais persuadé qu'on allait me faire une anesthésie générale et que lorsque je me réveillerais, cette histoire serait terminée.

La traversée du service de chirurgie m'a rappelé l'ambiance de Bon Secours. Peut-être à cause de ses longs et larges couloirs, peut-être à cause de ses hauts plafonds, ou peut-être que cette ambiance austère régnait parce que c'était une partie plus ancienne de l'hôpital. Il y avait aussi cette odeur typique des hôpitaux qu'il n'y avait quasiment pas en rééducation. Une drôle de sensation me parcourait le corps. Il fallait que j'en finisse vite. J'ignorais pourquoi mais je voulais partir le plus rapidement possible.

Les infirmières m'ont transféré sur une table d'opération et sont retournées en rééducation. Seule restait avec moi l'infirmière du service de chirurgie à qui je présentais déjà mon bras pour la piqûre anesthésiante. Elle m'a dit :

« Non, non, rassurez-vous, on va juste vous faire une petite anesthésie locale. On vous fait une petite injection dans le pied et c'est tout. »

Tout à coup, je me suis mis à paniquer. « Comment ? Mais ce n'est pas possible. Vous ne pourrez jamais toucher mon pied avec une aiguille, il est ultrasensible et j'ai des rétractions terribles. Il faut une anesthésie générale. »

À la vue de ma trouille quant à toucher mon pied, elle a juste enlevé le pansement pour que le chirurgien puisse jeter un coup d'œil. Et vu ma réticence et ma panique, il ne m'a pas touché. Il a seulement donné des consignes pour refaire le pansement et il a demandé à ce que l'on me prévoie une consultation pré anesthésique à la fin du mois. Cette consultation était obligatoire dans le cadre d'une anesthésie générale (AG). À cause de cela, je devrais souffrir encore jusqu'à la fin du mois. Sur le coup, cela m'a plutôt soulagé de savoir que le problème serait réglé sous AG.

J'ai serré les dents le temps que l'infirmière refasse le pansement et je suis retourné finir de manger.

En début d'après-midi, lorsque je suis allé en kiné, j'étais persuadé qu'on m'avait condamné à souffrir jusqu'à la fin du mois. Bernard ne m'a pas laissé le temps de me plaindre, il m'a estomaqué :

« Tu es con ! Pourquoi tu as dit non ? », m'a-t-il reproché d'une grosse voix.

Sur le coup, j'ai été surpris de sa réaction. Qu'est ce qui lui prenait ? Il savait pertinemment que mon pied était très sensible, alors je pensais qu'il se serait douté de la nécessité d'une anesthésie générale. En plus, je pensais avoir été suffisamment clair avec le médecin quand je lui avais dit ma douleur pour la deuxième fois.

Pendant la séance, Bernard m'a démontré par A + B que j'avais eu tort, que j'avais été totalement stupide de refuser les soins. J'avais préféré supporter la douleur pendant trois semaines supplémentaires plutôt que de souffrir un bon coup pour être débarrassé. Il m'a aussi expliqué que, de toute façon, ce genre d'opération se faisait rarement sous AG.

Oui mais je ne le savais pas, je m'étais préparé à être endormi et lorsque l'infirmière m'avait parlé de piqûre dans le pied, je m'étais braqué et Monsieur « Niet » avait frappé.

Je comprenais la réaction de Bernard. Je regrettais mon refus. J'aurais pu être débarrassé, mais il avait fallu que je panique rien qu'à l'idée d'une petite piqûre.

Hélas je pouvais regretter autant que je voulais, ça n'y changeait rien, ce qui était fait, était fait. J'avais laissé passer ma chance d'avoir réglé cette histoire d'ongle incarné.

À la fin de la séance, je repensais au rendez-vous prévu le 11, s'il n'avait pas été annulé, ce serait ma deuxième chance. Je suis donc retourné voir Delphine, l'infirmière du service de rééducation qui s'était occupée de prendre le rendez-vous et qui avait aussi remué ciel et terre pour que le chirurgien me voie plus tôt que prévu.

J'avais ravalé ma fierté. J'étais rouge de honte. Difficile même impossible de soutenir son regard, j'avais les yeux rivés sur le sol. En me voyant elle m'a dit : « Tu te rends compte de la difficulté qu'on a eue pour réussir à te faire voir par le chirurgien aussi rapidement ? »

Bien sûr, j'en étais conscient et je me mordais les doigts d'avoir réagi si stupidement. Je m'en voulais terriblement, j'étais plein de remords et j'allais avoir un mois pour regretter ma réaction car la consultation, prévue le 11 avril, avait déjà été annulée.

Je suis rentré à la maison la tête basse à la fin de la journée. J'ai expliqué à mes parents ce qui s'était passé et combien je me sentais ridicule. En plus mon père m'a expliqué qu'une anesthésie générale se pratiquait toujours à jeun sauf dans les cas d'extrême urgence. Donc j'aurais pu savoir que je n'en aurais pas étant donné que j'étais en train de manger quand les infirmières sont venues me chercher pour m'emmener au service de chirurgie. Encore une chose à laquelle je n'avais pas pensé à ce moment-là. Je m'étais préparé mentalement à ne pas souffrir, alors à l'annonce de la piqûre dans le pied je m'étais affolé et j'ai eu cette sotte réaction de blocage. Sans réfléchir j'avais refusé et je m'étais condamné moi-même à un mois de souffrances supplémentaires.

Le vendredi 7 avril, je ne supportais plus la douleur, c'était atroce ; et le pire c'était que je ne pouvais en vouloir qu'à moi-même. Le soir j'ai décidé d'aller voir le médecin généraliste dès le lendemain matin pour qu'il me donne une solution pour régler ce problème. En fait, ce samedi matin-là, c'était la remplaçante. Je l'appréciais moins que mon médecin habituel, mais peu m'importait, il fallait arrêter cela au plus vite. Je lui ai expliqué que je devais partir le 16 à Lyon et qu'il fallait que ce problème soit résolu avant. Elle m'a conseillé de m'adresser aux urgences de l'hôpital Claude Bernard.

Ma mère m'y a conduit en début d'après-midi. On y a passé au moins trois heures, dont les deux premières en salle d'attente. J'étais très silencieux et très concentré car je me préparais mentalement à la piqûre dans mon pied pour une anesthésie locale. Je savais que j'allais devoir souffrir un bon coup pour être tranquille. J'essayais de détendre au maximum mes jambes, j'espérais endormir mes réflexes, et la température relativement élevée du service des urgences m'y aidait beaucoup.

Un samedi après-midi aux urgences, il fallait être très patient. Mais pour être soulagé de cet ongle incarné infecté, j'aurais patienté pendant des heures et des heures, autant qu'il aurait fallu. J'observais les autres personnes qui comme moi attendaient leur tour. Il y avait parmi eux une petite fille qui devait avoir environ six ans. C'était une belle petite blonde aux cheveux longs. Des larmes coulaient le long de ses joues. Non seulement elle devait avoir horriblement mal car une de ses dents venait d'être cassée, mais en plus la petite semblait terrifiée par l'endroit, par l'odeur et par tous les gens qu'elle voyait défiler. Il y avait le personnel soignant en tuniques vert clair. Il y avait les gens assis en salle d'attente, très silencieux, qui avaient une tête d'enterrement, le regard fixe, plongés dans leur pensée. Il y avait moi, à peu près dans le même état que les autres sauf qu'en plus j'étais sur un fauteuil roulant et j'avais les pieds tout déformés. Et enfin il y avait ce couple, sur deux vieux fauteuils roulants de l'hôpital, qui portait chacun une minerve. Je ne savais pas ce qui se passait dans la tête de la fillette, mais c'était dans ce même genre de situation qu'à son âge je m'étais promis de ne jamais me laisser finir sur un fauteuil roulant.

Moi aussi j'avais repéré ce couple, ils venaient d'avoir un accident de voiture, les fauteuils et les minerves leur avaient été imposés par sécurité en attendant qu'on les ait examinés. Ils se montraient impatients de partir. Quelqu'un ou quelque chose devait les attendre à l'extérieur. Leur attitude est rapidement devenue incorrecte, j'ignorais ce qui leur était arrivé exactement, mais s'ils étaient là, c'était pour leur bien. Alors la moindre des choses aurait été qu'ils prennent leur mal en patience comme nous autres, d'autant plus qu'ils ne semblaient pas du tout choqués psychologiquement par ce qui leur était arrivé. Au lieu de bien se tenir, ils se plaignaient sans arrêt de la chaleur, des minerves qui les gênaient et du médecin qui n'arrivait pas. Tout devenait prétexte à se plaindre. Leur agitation m'énervait. J'ai fini par penser qu'ils ne méritaient pas qu'on les ait sauvés ; cette pensée m'a amené à me demander :

« Et moi, ai-je mérité que l'on me sauve ? »

J'en arrivais à me demander si quelque part je ne méritais pas les brûlures et l'ongle incarné. J'en arrivais même à la base de tout : ne méritais-je pas ma maladie génétique, cause de mon handicap et de toutes mes misères ?

Plutôt que de me poser des tas de questions existentielles sans réponse, je me suis dit que je ne devais pas être le seul à être gêné par ces deux individus perturbateurs. Je pensais entre autres à la fillette à laquelle ce couple n'avait prêté aucune attention, ils ne lui avaient pas adressé un sourire, même pas un seul regard.

Finalement ils sont partis après avoir signé une décharge avant que le médecin ne puisse les ausculter, abandonnant derrière eux fauteuils et minerves. Le calme est revenu en salle d'attente, même la petite demoiselle semblait s'être apaisée, en attendant gentiment qu'on vienne la chercher pour s'occuper d'elle.

Lorsque mon tour est arrivé, j'ai senti mon cœur s'emballer, j'avais la trouille, mais à la différence du jeudi précédent en chirurgie à Belle Isle, je savais à quoi j'allais devoir faire face. J'étais apeuré à l'idée de ce qui allait m'arriver, et pourtant, j'étais décidé pour me débarrasser de mon problème. Rien ne m'aurait fait reculer. En arrivant dans la petite salle d'opération, j'ai demandé au chirurgien ce qu'il allait faire et comment il comptait procéder. Je tenais à le prévenir de mon appréhension quant à savoir comment mes jambes allaient réagir.

Un jeune infirmier était présent avec le chirurgien et tous les deux m'ont transféré sur la table d'opération. À partir de ce moment j'ai commencé à avoir des sueurs froides. L'infirmier s'est placé juste à côté de moi pour me maintenir la jambe le temps de l'injection du produit anesthésiant. La barrière du côté opposé à lui de la table était relevée, je l'ai attrapée et serrée de toutes mes forces pour sentir le moins possible la piqûre. Un mauvais réflexe a été bloqué par le jeune assistant au premier contact de l'aiguille avec mon pied, moi je serrais la barre et les dents très fort en me disant que c'était deux minutes de douleur indispensables pour pouvoir être débarrassé. À la fin de l'injection le chirurgien m'a dit :

« On revient d'ici un quart d'heure, le temps que le produit agisse bien. »

Cinq minutes se sont passées et je trouvais déjà le temps long. J'étais mort d'impatience de pouvoir partir en me disant : « Ouf ! C'est bon, c'est fait ! ».

Pour passer le temps je me suis mis à épier le moindre bruit provenant de derrière la porte entrouverte. J'ai entendu un petit garçon qui hurlait depuis une pièce voisine, apparemment, il souffrait terriblement d'un bras. En plus de la souffrance, je ressentais aussi de la crainte dans ses cris. Et cela m'a donné des frissons dans le dos. Je regardais ma montre toutes les trente secondes en espérant que le quart d'heure soit passé. Dix minutes, douze, quatorze et enfin quinze, enfin le quart d'heure était écoulé. Mais toujours personne, j'ai bien cru qu'ils m'avaient oublié. Vingt, vingt-cinq minutes après l'injection, j'ai commencé à paniquer. Mon pied n'allait-il pas commencer à se réveiller ?

Finalement il m'aura fallu patienter trente minutes avant qu'ils ne soient de retour. D'un côté j'étais soulagé qu'ils arrivent pour s'occuper de moi, mais de l'autre, la trouille a vite repris le dessus. J'ai attrapé fermement la barrière, et l'opération a commencé.

Au début, je n'ai pas senti grand-chose excepté une drôle de sensation : je sentais vaguement que l'on me triturait le gros orteil, mais impossible de savoir ce qu'ils faisaient à mon pied. J'entendais quelques bruits étranges, des petits craquements, des bruits de ciseaux, mais je ne voyais rien car le jeune infirmier s'était placé entre ma tête et mon pied, face au chirurgien. De cette façon, je ne voyais que son dos.

Au bout d'un moment, j'ai commencé à sentir que mon orteil se réveillait, je ressentais davantage ce qui se passait. Alors j'ai serré la barre et les dents encore plus fort en me disant :

« Allez, c'est bientôt fini ! »

En effet le chirurgien, voyant que je commençais à m'agiter, m'a déclaré :

« Je mets un fil pour suturer et c'est terminé. »

J'ai eu droit à un énorme bandage à surveiller et refaire pendant une dizaine de jours.

J'avais pu apprécier l'infime délicatesse de Delphine – l'infirmière du service de rééducation à Belle Isle – quand elle s'était occupée du nettoyage de mon ongle les jours précédents, alors ce serait elle qui s'occuperait de l'entretien du pansement jusqu'à mon départ.

De retour à la maison, le réveil de l'orteil a été progressif, mais j'ai dégusté toute la soirée, malgré les calmants. Ça me lançait et à chaque fois mon pied bondissait. Au dîner, j'avais posé le pied blessé sur un coussin posé sur une chaise. À chaque rétraction de ma jambe, celui-ci était fichu par terre. À force d'avoir mal je ne me plaignais plus, je riais même. Je ne prêtais plus attention à la douleur car j'étais très heureux et soulagé d'avoir réglé ce problème. Je pourrais partir tranquille à Lyon et c'était tout ce qui m'importait.

# Retrouvailles

Le lundi de la dernière semaine, j'ai eu la grande surprise de voir Aurélie, l'élève infirmière que j'avais connue au service à l'étage au-dessus, cinq mois plus tôt. Elle portait la blouse qu'ont toutes les infirmières titulaires de l'hôpital. Cela m'a fait un peu bizarre sur le coup, je savais que je l'avais déjà vue mais pas dans cette tenue et je ne l'ai pas reconnue immédiatement.

En effet, elle avait obtenu son diplôme d'État fin novembre comme prévu et elle avait définitivement rangé sa blouse d'élève. Elle venait d'être recrutée par l'hôpital.

Elle m'a annoncé que Johanna, sa copine de promotion, dont j'avais été le patient lors de son examen pratique, avait également été diplômée, mais qu'aucune d'elles n'avait pu revenir comme elles me l'avaient promis à la fin de leur stage car cette dernière avait eu des reproches sur son comportement qui avait été jugé de non professionnel avec moi par certains. Pourtant je n'avais pas souvenir d'avoir eu à m'en plaindre, mais le principal était qu'elle ait obtenu son diplôme.

En rigolant je lui ai dit : « Oui mais une promesse, c'est une promesse, moi je vous ai attendues. »

Comme nouvelle recrue, elle était la semaine complète en tant qu'observatrice dans le service de rééducation. C'est-à-dire que pendant toute la semaine elle allait découvrir ce que faisaient les patients en kinésithérapie, ergothérapie, balnéothérapie et dans toutes les activités disponibles sur le plateau technique.

Cette dernière semaine débutait vraiment bien. Je suis allé voir la secrétaire du médecin pour fixer mon ultime visite avant la sortie. En repartant du bureau, j'ai aperçu un type en fauteuil roulant manuel, il portait un survêtement de jogging blanc et avait le crâne légèrement dégarni. Je connaissais cette silhouette, il s'agissait de Faouzi, celui qui travaillait aux impôts.

Il venait faire trois ou quatre semaines de rééducation intensive comme quand je l'avais connu. Je me suis empressé de lui dire que j'avais parlé de lui quelques mois en arrière au cours d'un entretien pour entrer aux impôts. Je lui ai précisé que j'étais toujours en attente du résultat, mais que ce serait vraiment génial qu'on puisse travailler ensemble. Je lui ai raconté en quelques mots que ça faisait presque six mois que j'étais à Belle Isle. Et qu'en six mois, quelques nouvelles têtes étaient arrivées. Il connaissait déjà Delphine, Bernard, Cédric et tous les soignants du service qui avaient au moins un an d'ancienneté. Mais il ne connaissait pas encore Sophie et Adeline.

Je n'en revenais pas, quel heureux hasard de le revoir !

Nos séances de kiné et d'ergo n'étaient pas programmées en même temps, mais nous nous sommes retrouvés pour la gymnastique en fin de matinée. On a joué au badminton ensemble avec une raquette chacun et un ballon de baudruche comme volant. On l'a fait ensemble avec grand plaisir, on était l'un face à l'autre et on essayait tant bien que mal de se renvoyer le ballon avec de grands gestes peu coordonnés et même incontrôlés par moments. On riait parce qu'ayant la même maladie l'un comme l'autre, on savait le pourquoi du comment qui rendait nos gestes si démesurés. C'était peut-être plutôt malheureux à voir, mais on était deux dans une situation similaire et cela nous aidait à nous sentir plus fort, alors on riait. On s'est même beaucoup amusé ce lundi.

Le mardi en fin de matinée, je suis allé à ma visite de sortie. C'était l'heure du bilan. J'avais clairement progressé depuis mon retour à la maison de février. Certes je n'avais pas retrouvé mon autonomie d'avant l'accident, mais j'avais récupéré une bonne force musculaire (au niveau des bras notamment), une certaine mobilité dans tous les sens du terme et même une raison de continuer à vivre : l'obtention prochaine très probable d'un chien dans ma vie. La seule chose que je n'étais pas parvenu à récupérer était l'équilibre.

Le médecin a enregistré dans son dictaphone une lettre de sortie pour l'ensemble des docteurs qui m'avait vu durant l'hospitalisation ainsi que pour mon généraliste. Il y résumait tout depuis l'accident, les brûlures, le passage aux grands brûlés, les greffes, les six mois de rééducation, l'ongle incarné, etc.

Il a aussi parlé de troubles psychologiques, et là, j'ai pris peur. Je me suis dit :

« S'il écrit que j'ai des problèmes psychologiques, c'est foutu. Déjà ils vont m'envoyer voir un psy tout le temps, mais en plus tous les médecins vont croire que je suis cinglé et que je n'ai plus la capacité de savoir si je dois ou non suivre tel ou tel traitement. Tous me prendront pour un débile mental incapable de prendre des décisions. »

À ce moment-là, je me suis rendu compte de l'importance des mots qu'il allait utiliser et de leur rôle prépondérant dans mon avenir.

Heureusement il a dit qu'au cours de l'hospitalisation j'avais eu des troubles psychologiques tout à fait compréhensibles après l'accident. Il n'y avait rien d'autre à ajouter, c'était parfait.

Même lorsque je lui ai raconté que pour l'ongle incarné j'avais été aux urgences de Claude Bernard, il m'a juste dit :

« Bon, comme ça, c'est réglé ! », avec un petit sourire en coin.

Il m'a dit aussi qu'il voulait me revoir en hôpital de jour assez régulièrement pour faire quelques semaines de rééducation intensive d'entretien. En moi-même j'ai pensé :

« Oui, oui, le plus tard possible. »

L'après midi, j'ai croisé Aurélie qui semblait étonnée par l'intensité d'une séance de kiné. Elle m'a confié :

« Je ne comprenais pas, quand j'étais en stage là-haut, pourquoi tu revenais complètement crevé après juste une petite heure en rééducation. Après avoir observé l'intensité d'une séance, je comprends. »

Elle avait aussi remarqué ma progression depuis son départ. En même temps, c'était normal, lors de son stage j'étais très maigre et à l'heure qu'il était, j'avais quasiment retrouvé mon poids d'origine (environ cinquante-cinq kilogrammes).

D'un point de vue plus personnel, je lui ai demandé où elle en était au niveau sentimental. Elle m'a répondu qu'elle venait de s'installer avec son copain. Oh je n'étais pas amoureux, mais je me suis souvenu avoir entendu qu'elle était célibataire au moment du stage et cette question était due à mes réflexes un peu dragueurs typiquement masculins.

*

* *

Cette ultime semaine pour moi était la première pour Faouzi. S'il n'y avait pas eu le départ à Lyon, j'aurais certainement demandé à rallonger mon séjour pour être avec lui. D'autant plus que je ne le voyais pas les après-midi étant donné qu'il allait en balnéothérapie alors que moi non. Cela m'était interdit à cause des cicatrices des brûlures.

En y réfléchissant, je n'aurais sûrement pas eu a le demander, étant donné que j'avais moi-même imposé ma date de sortie ; sans cela, j'aurais encore passé peut-être un mois supplémentaire en hôpital de jour.

*

* *

Le 16 avril 2006 était le dimanche de Pâques, la semaine s'est terminé le jeudi car le vendredi était férié. Bernard m'a dit au revoir dès le mardi soir car il n'a pas travaillé le jeudi. Il ne s'occuperait plus de moi en kiné avant son départ à la retraite qui devait avoir lieu en juin. Sophie le secondait pour se préparer à le remplacer.

J'étais content de partir, content d'en avoir fini avec cette longue rééducation et surtout content de quitter l'hôpital. Mais par-dessus tout, j'étais impatient de découvrir ma nouvelle vie avec ou sans chien (bien évidement je croisais les doigts pour que ce soit avec).

# Une nouvelle vie ?

Le jeudi soir, j'ai découvert dans mon courrier la réponse des impôts. En voyant sur l'enveloppe que c'était une lettre du ministère des Finances, je me suis douté que c'était le verdict tant attendu. Pourtant j'hésitais à l'ouvrir. Je ne savais plus si je voulais vraiment le faire immédiatement. Comme l'attente du départ pour Lyon m'était insoutenable, je n'avais que l'envie d'obtenir mon chien d'assistance en tête. J'avais presque envie de laisser le courrier fermé jusqu'à mon retour à la fin du mois d'avril.

De toute façon, que la réponse soit positive ou négative, le seul fait d'avoir été retenu parmi les cent trente-sept candidatures pour l'entretien était déjà une sacrée victoire à mes yeux.

Comme le jour de ce fameux entretien, mes parents étaient très nerveux. Ils se tenaient face à moi, les yeux rivés sur cette enveloppe que j'hésitais à ouvrir. Ma mère ne tenait plus :

« Bon, tu l'ouvres ? »

Moi, je m'en fichais presque, je ne percevais pas l'importance que pourrait prendre cette lettre pour mon avenir en cas de réponse positive. Mais face à leur insistance, je me suis décidé à l'ouvrir.

Le suspense n'a pas duré très longtemps, le courrier commençait par : « Nous avons le regret de vous informer… ». Rien que cela, j'avais compris qu'ils ne m'avaient pas sélectionné.

Ma foi, tant pis ! Que pouvais-je y faire ? C'était leur décision. Je n'en étais pas spécialement déçu. Au contraire, je me sentais plutôt rassuré. Parce qu'une réponse positive aurait impliqué une année de scolarité à Clermont Ferrand ; ce qui aurait signifié un rythme de vie assez élevé, un besoin d'organisation incommensurable, avec une auxiliaire de vie vu ma grande dépendance et surtout un retour en cours que je ne souhaitais vraiment pas. Alors je me trouvais plutôt soulagé de cette réponse.

J'ai tourné la page sans regrets car le stage pour mon futur chien d'assistance était ma seule préoccupation.

*

*     *

Le dimanche 16 avril, au petit matin, mes parents et moi sommes partis en direction de Sainte Foy-lès-Lyon.

Le voyage m'a semblé interminable ; j'étais impatient de voir les chiens, de les admirer et de les caresser.

Après cinq longues heures de voiture et un arrêt pique-nique, nous sommes arrivés.

Le lieu où le stage allait se dérouler était un ancien séminaire, un bâtiment immense, pour ne pas dire un château, composé de trois ailes qui formaient un U. De grands espaces verts environnaient cette grande bâtisse, haute de trois étages. La cour centrale du bâtiment servait de parking pour les voitures des stagiaires.

La responsable du centre de dressage, que j'avais rencontrée deux mois plus tôt à l'hôpital à Metz, était l'organisatrice du stage. Elle nous a accueillis très chaleureusement et nous a conduits jusqu'à ma chambre.

Les grands et sombres couloirs m'ont fait penser à une prison, cette idée s'est confirmée dans ma tête lorsque j'ai découvert l'exiguïté de la pièce où j'allais dormir. Un lit, une toute petite table, un mini-lavabo et un placard constituaient l'ameublement de cette ancienne chambre de bonne sœur. J'étais loin du confort de la maison ou de la « suite » trois étoiles de l'hôpital. Mais en fait, c'était aussi bien. J'allais pouvoir me prouver que j'étais encore capable de vivre « seul » (sans mes parents) et surtout qu'une alliance dépendance-autonomie pouvait exister.

Ainsi le stage, pour moi, avait un double objectif :

D'une part l'obtention du chien d'assistance et d'autre part la preuve que ma dépendance n'était pas une fatalité.

Mes parents ont installé mes affaires dans le placard, ils ont fait le lit et sont repartis pour Metz juste après. De mon côté, j'ai rejoint les autres stagiaires déjà arrivés dans une salle et nous avons fait connaissance avec toute une équipe de bénévoles, qui allaient nous assister durant ces quinze jours, et nos professeurs (cinq éducateurs canins dont la responsable du centre de dressage). Ensuite celle-ci nous a rappelé le déroulement du stage et nous a fait signer une décharge attestant que nous avions conscience de l'intensité du rythme de ces quinze jours.

J'ai rapidement compris pourquoi.

Tous les matins, nous commencions à 8 h précises par une interrogation écrite sur ce qui avait été vu la veille. Puis nous enchaînions les cours théoriques et les activités pratiques avec les chiens jusqu'à midi et de 13 h 30 à 17 h 30 environ.

Pendant les trois premiers jours nous avons alterné les chiens pendant les exercices pour sélectionner nos préférés.

À la fin du troisième jour, après s'être concertés, les éducateurs canins nous en ont attribué chacun un, en tenant compte de nos préférences. Ils m'ont choisi Vanille, une petite femelle Labrador de couleur beige. Elle était facilement identifiable parmi les autres chiens car c'était la plus petite du groupe mais aussi la plus vive.

À partir du mercredi soir, Vanille était avec moi vingt-quatre heures sur vingt-quatre car elle devait s'habituer à moi et moi à elle. Elle dormait même avec moi dans la chambre ; elle ne touchait à rien sans autorisation et n'aboyait pas, ou uniquement sur ma commande. J'en étais épaté.

Nos chiens nous accompagnaient partout, même aux cours théoriques, ils se couchaient sous les tables et attendaient sagement les activités pratiques pour bouger. Matin, midi et soir nous les laissions se dégourdir les pattes et jouer ensemble dans un parc.

À la fin de la première semaine, nous étions tous fatigués de nos longues journées ; moi le premier, je n'avais pas connu un tel rythme depuis bien longtemps et mon état physique ne me facilitait pas les choses. Mais je n'avais pas à me plaindre de ce côté-là ; parmi les autres stagiaires, certains étaient atteints par des handicaps beaucoup plus lourds que le mien, au point qu'ils étaient sans cesse assistés par leurs parents pour manger, pour boire, pour écrire et pour le moindre mouvement. Il y avait par exemple une jeune fille en fauteuil roulant électrique, qui ne pouvait pas bouger ses bras librement, elle ne pouvait pas tenir fermement son chien en laisse, ni même le caresser. Elle devait réussir à le gérer uniquement avec sa voix. Je l'admirais vraiment, parce qu'en dépit de son handicap, elle semblait très motivée pour obtenir son compagnon.

Les intonations de voix étaient primordiales dans la relation maître/chien, mais le comportement à avoir avec l'animal aussi. En effet, un chien n'avait qu'un seul et unique référent (ou maître); lui seul devait donner des ordres, lui seul devait le récompenser par des caresses, des mots doux et des croquettes; et surtout, lui seul devait s'en occuper pour la nourriture ou la toilette (dans la mesure du possible). Chaque stagiaire ne devait s'occuper que de son propre chien en ignorant les autres car le chien d'assistance identifiait son maître parce que celui-ci lui témoignait plus d'attention que n'importe qui.

Ainsi, la première semaine, nous avons appris comment nous comporter avec les chiens; la deuxième semaine, nous avons encore eu des cours théoriques en alternance avec, cette fois-ci, des sorties en centre commercial, au centre-ville de Lyon ou aux restaurants. Gérer son chien sur le site de l'ancien séminaire n'était pas trop difficile; mais en milieux publics, c'était tout à fait différent car peu de gens savaient quel comportement adopter avec nos chiens. La plupart ignoraient qu'ils ne devaient pas les caresser et il fallait apprendre à expliquer gentiment à ces inconnus qu'ils ne devaient pas toucher les chiens d'assistance.

De plus, garder sans cesse un œil sur le chien était indispensable, car celui-ci était censé marcher toujours à côté du fauteuil roulant. Ni devant, ni derrière. Dans mon cas, Vanille avait la fâcheuse tendance d'être trop en avant et je devais sans arrêt lui ordonner de ralentir et de se replacer près de ma roue.

Mais elle n'était pas la seule à être distraite. En effet le beau temps pointait le bout de son nez, les jeunes lyonnaises avaient ressorti leurs petites jupes et leurs débardeurs décolletés à dos nus. Ayant été enfermé avant la fin de l'été précédent, je laissais très volontiers mes yeux errer et profiter de la vue de jolies paires de jambes féminines plutôt que de les garder rivés sur ma chienne. Régulièrement les accompagnateurs me rappelaient à l'ordre : « Mathias, ton chien ! »

Je voulais profiter au maximum de cette atmosphère au parfum de liberté. Depuis sept mois j'étais enfermé, cloisonné et condamné à souffrir ; avec pour seule préoccupation et occupation : l'amélioration de ma condition physique.

Alors j'estimais avoir le droit de m'accorder cette petite liberté de regard, tout en gardant bien à l'esprit que j'étais là pour le stage et non en touriste.

À la fin de la seconde semaine, nous avons tous passé une épreuve écrite, puis, tour à tour une épreuve pratique avec les éducateurs canins comme examinateurs. Cet examen final synthétisait tout ce que nous avions appris durant le stage.

Tous les stagiaires, nous stressions un maximum face à l'enjeu, car de nos résultats dépendrait si oui ou non nous repartirions avec notre chien. Mais au fond, on se sentait tous prêts à recevoir l'approbation du jury pour l'obtention de notre compagnon à quatre pattes. D'ailleurs, tout le monde l'a obtenue, sans exceptions.

Après, nous n'avions plus que la cérémonie officielle de remise de chiens, qui allait clore le stage. En plus, pour ma part, Céline – une copine du lycée qui faisait ses études à Lyon – m'avait promis d'être présente pour l'occasion.

Ainsi la cérémonie officielle, suivie d'un apéritif le samedi en fin de matinée, a terminé ce stage ; mes parents, accompagnés de ma petite sœur, m'y ont rejoint et Céline également. Lorsque cette dernière est arrivée, elle m'a dit avec un grand sourire :

« J'ai une surprise pour toi ! »

Elle leur a fait signe et les deux étudiantes messines, Cécile et Céline, qui m'avaient rendu visite quand j'étais à l'hôpital Belle Isle et que je connaissais du lycée, tout comme Céline (de Lyon), sont apparues devant moi. J'étais scié de leur présence, fou de joie et réellement surpris. Elles étaient venues de Metz pour voir Céline bien sûr, mais aussi et surtout pour l'occasion d'assister à cette cérémonie à mes côtés. Celle-ci s'annonçait lourde en émotions pour moi. Le fait de me faire remettre ma chienne officiellement, en public, devant mes parents, ma petite sœur et mes trois amies était surréaliste.

Noyé dans un bonheur immense, j'étais troublé, ému au point que je n'ai pu retenir une petite larme en redescendant de l'estrade où l'on venait de me remettre devant tous Vanille. C'était bien la première fois que je pleurais d'émotion. J'avais chaud. Je me sentais bouillir de l'intérieur. C'était une drôle de sensation très douce, très agréable et très plaisante.

Tous ces applaudissements, toute cette affluence, toute cette chaleur humaine ; tout cela s'est rapidement transformé en désagréable bain de foule au moment de l'apéritif, qui a duré jusque dans l'après-midi. Moi, au milieu de tous ces gens, je n'avais d'yeux que pour ma petite Vanille, elle était si belle avec sa cape bleue de chien d'assistance.

Vers 15 h 30, mes parents, ma petite sœur, ma belle petite chienne et moi-même avons repris la route pour Metz. Pendant tout le voyage, j'ai eu un sourire éclatant au visage ; je bouillais d'envie de hurler de joie et de rire aux éclats :

« Hourra ! Mon chien, mon chien rien qu'à moi ! »

Cette joie a perduré quelques jours car Vanille était une chienne de compagnie formidable, amusante et attachante. Je n'hésitais pas à me laisser rouler sur le sol abandonnant mon fauteuil roulant pour jouer avec elle et la câliner, bien que j'aie besoin d'une aide extérieure pour remonter sur mon siège roulant après. Je faisais tout pour qu'elle se sente bien à son aise avec moi : je lui donnais des jouets et des os. Quatre fois par jour, je la sortais pour ses besoins naturels. Je la laissais gambader et se défouler dans le jardin très régulièrement.

Malgré tout cela, Vanille a vite compris combien j'étais faible, fatigué et fragile. En effet, comme je me levais pour la sortir tôt les matins, je n'arrivais pas à récupérer des quinze jours à Lyon qui m'avaient éreinté. Elle en a profité et elle refusait d'obéir aux ordres d'assistance comme le ramassage d'objet au sol.

Je ne la comprenais pas, car tout au long du stage elle m'avait toujours parfaitement obéi.

*

* *

Comme convenu à la fin du stage, je téléphonais tous les jours au centre de dressage à Lyon afin de tenir les éducateurs canins informés de l'adaptation de la chienne à son nouvel environnement et la responsable me donnait des conseils pour reprendre Vanille en main. Tout d'abord, il aurait fallu, selon elle, que je la prenne en laisse à la maison pour lui refaire travailler son rôle de chien d'assistance pendant quelque temps chaque jour.

Je l'ai mise en laisse une fois, mais la chienne avait déjà assimilé la laisse à la promenade et elle n'a pas mieux obéi, bien au contraire, elle faisait mine de ne rien comprendre. Le lendemain, je nous ai enfermés tous les deux dans ma chambre et j'ai essayé à nouveau mais sans laisse cette fois-ci ; son comportement est resté le même que la veille. J'étais démoralisé et je perdais patience bien plus vite qu'elle.

Ensuite pour les aboiements, ordre auquel Vanille répondait uniquement si j'étais sur mon fauteuil roulant, lorsque j'étais alité elle me regardait la commander sans réagir ; la responsable m'a conseillé d'essayer le soir avec sa gamelle sur le lit avant de lui donner sa ration quotidienne de croquettes ; mais rien n'y a fait, la chienne n'aboyait pas.

Une nuit, je suis tombé à côté de mon lit. J'ai appelé Vanille. Je voulais la faire aboyer afin de prévenir mon père, qui dormait à l'étage au-dessus, pour qu'il vienne m'aider à remonter sur le matelas. Il est venu à mon secours un moment plus tard, non pas parce qu'il avait entendu la chienne, elle avait encore une fois refusé d'obéir; mais parce qu'il m'avait entendu paniquer et m'énerver après elle. À son arrivée, je pleurais d'énervement et de déception. Pour un chien qui était dit « d'assistance », je ne pouvais pas compter sur elle et cela me froissait terriblement. J'ai commencé, à ce moment-là, à douter de son utilité dans ma vie.

Les jours suivants, à chaque fois que quelqu'un sonnait à la porte et que j'étais seul avec Vanille, elle commençait à aboyer comme un chien de garde, jusqu'à ce que la personne soit entrée. Ceci pour attirer l'attention et être caressée. Je pouvais lui commander de se taire et de ne pas bouger, elle ne m'écoutait pas. Elle ignorait mes ordres jusqu'à la satisfaction de sa curiosité. J'étais incapable de la contrôler et je détestais ce sentiment d'impuissance.

*

*   *

Le 12 mai suivant, soit deux semaines après mon retour de Lyon, j'ai repris les séances de kiné au cabinet libéral où j'étais allé avant de partir à Nancy. J'y allais deux fois par semaine en ambulance et je laissais Vanille à la maison pendant ce temps.

Je profitais des moments de solitude dans la salle d'attente pour faire le point et réfléchir sur le devenir de ma chienne.

Ma sortie de l'hôpital remontait à tout juste un mois et elle avait peut-être été un tout petit peu anticipée afin que je puisse partir directement au stage. La fatigue de ces quinze jours à Sainte Foy-lès-Lyon, en plus de celle causée par les six mois de rééducation quotidienne à Belle Isle, m'avait exténué.

Physiquement et moralement j'étais loin de ce que j'avais pu être avant l'accident. Je réalisais que ma condition n'avait rien à voir avec celle du moment de ma demande écrite de chien à Nancy. À l'époque, j'envisageais le rôle de mon chien d'assistance bien différemment de ce qu'il aurait dû être au moment où j'ai obtenu Vanille.

Dans ma petite vie nancéenne, je m'étais dit que les sorties régulières de mon compagnon à quatre pattes seraient plus faciles, plus agréables et que celles-ci me permettraient sans doute de rencontrer d'autres propriétaires de chiens. J'avais envisagé le côté « animal de compagnie » prioritairement au côté « assistance », car je ne m'étais jamais imaginé aussi faible et dépendant. J'avais pensé que je serais tout à fait capable de promener mon toutou en totale autonomie et que le côté « chien d'assistance » serait simplement un moyen de me simplifier la vie.

Alors qu'en fait, je n'étais même plus capable de sortir seul, je n'arrivais plus à propulser le fauteuil roulant sans être déséquilibré et risquer de tomber, en dehors d'un sol parfaitement lisse et plat comme les couloirs d'un hôpital. Impossible donc de promener Vanille sans la présence d'une tierce personne derrière moi pour me pousser. Sortir ma chienne s'avérait plutôt une obligation, une contrainte supplémentaire qui me fatiguait et m'affaiblissait chaque jour un peu plus. Car les circonstances, entre le moment où j'avais envoyé ma demande en mai 2005 et celui où j'ai effectivement obtenu Vanille en avril 2006, étaient radicalement différentes. Et j'aurais voulu pouvoir compter principalement sur son rôle d'assistance, sans subir les contraintes de tout chien, désormais trop astreignantes pour moi.

En plus de tout cela, mon père et ma petite sœur, qui assistaient quotidiennement à ma perte d'autorité sur ma chienne, n'ont pas su garder un bon comportement et être assez distants de Vanille. Ils ne savaient pas s'empêcher de lui donner des petites caresses et toutes sortes de marques d'affection; en me voyant perdre patience lorsqu'elle ne m'obéissait pas, ils la réprimandaient et lui répétaient les ordres à ma place. Pourtant, je leur ai bien expliqué qu'en faisant cela, ils empiraient les choses car Vanille perdait ses repères, elle ne savait plus qui était son maître et à qui obéir ou non. De ce fait, elle m'obéissait encore moins après et à force, je n'osais plus rien lui demander de peur d'être à nouveau déçu.

J'étais vraiment désabusé, je perdais petit à petit tout espoir de regagner de l'autorité sur elle et je constatais avec effroi qu'au lieu d'être une aide inestimable pour mon autonomie, comme le sont les autres chiens d'assistance pour leurs maîtres, elle n'était finalement qu'un poids supplémentaire sur mon dos. Et de cela, je n'en avais vraiment pas besoin, car je devais me préoccuper avant tout de mon avenir.

Mais je me rappelais ma joie et mon impatience au début du mois de janvier juste après ce coup de fil de la responsable du centre de dressage de Lyon. Jusqu'à la fin du mois d'avril, j'avais été bercé par l'émotion et la hâte de recevoir mon chien. Impossible d'imaginer que cela puisse aboutir sur un échec à l'époque.

Alors je m'en voulais terriblement de m'être précipité d'accepter de participer au stage sans réfléchir et sans savoir ce que serait ma vie après l'hôpital. J'aurais dû attendre quelques mois, jusqu'à la remise de chiens suivante, pour être plus solide psychologiquement afin de réussir à gérer le comportement du chien sans faiblesses quelles que soient les circonstances.

Je me reprochais d'avoir gaspillé la formation d'assistance de Vanille, soit un montant d'environ douze mille euros.

J'ai donc décidé de renoncer à la compagnie de la chienne et de la rendre rapidement à l'association afin qu'ils puissent la remettre à une autre personne handicapée pour qui l'animal serait une compagnie formidable et utile.

La chienne était à la maison depuis seulement quinze jours et j'abandonnais déjà ; lorsque j'ai annoncé mon renoncement à l'organisatrice du séjour à Lyon, elle m'a proposé de m'envoyer un éducateur canin quelque temps chez moi, afin qu'il m'aide à refaire face à Vanille. Mais ma décision était prise. J'avais honte de le dire, mais j'étais décidé à rendre la chienne.

En entendant cela, la responsable du centre de dressage n'a pas du tout cherché à comprendre. Elle m'a reproché de ne pas avoir de persévérance. Elle m'a imputé d'avoir pris la place d'un autre en avril et, juste avant de me raccrocher au nez, elle m'a lancé :

« Je ne veux plus jamais entendre parler de toi ! »

Je n'ai rien osé répondre. J'avais conscience de tous ces reproches et c'était bien à cause de cela que j'étais furieux contre moi-même. Alors je me doutais qu'elle allait m'en vouloir, mais son absence de compréhension m'a blessé et déçu. J'avais imaginé qu'elle aurait un tout petit peu plus de délicatesse.

En attendant que quelqu'un vienne la récupérer, j'ai cohabité avec Vanille comme j'ai pu.

Un jour je suis allé en ville, accompagné de la chienne, pour développer des photographies prises pendant le stage. Ma mère, qui nous avait véhiculés jusqu'au centre commercial, m'a donné un point de rendez-vous facilement accessible depuis le magasin où j'ai fait imprimer quelques photographies de la carte mémoire de mon appareil photo numérique. Ensuite elle est allée de son côté faire quelques achats pendant que Vanille et moi nous nous sommes dirigés tranquillement vers l'endroit où nous devions l'attendre. J'ai mis les freins du fauteuil roulant, la chienne s'est assise à côté de moi et nous observions les passants sans bouger.

Certains passaient sans même nous voir, d'autres (souvent des jeunes enfants) la pointaient du doigt avec un air étonné en remarquant la cape bleue marquée « chien d'assistance » qu'elle portait pour que les gens la différencient des autres chiens ; mais la conduite d'une dame d'environ soixante ans m'a interpellé.

Elle s'est arrêtée devant moi. Elle a regardé Vanille. Elle a tourné la tête vers moi. Puis de nouveau vers Vanille. Et enfin elle m'a dit :

« Bonjour Monsieur. Vous avez de beaux yeux. Et vous avez un beau chien. »

J'étais abasourdi, je ne comprenais vraiment pas le pourquoi de ces compliments gratuits. Je lui ai répondu en souriant : « Euh… Merci. ».

Finalement elle a disparu comme elle est apparue. Ma mère est arrivée et nous sommes retournés au parking tous les trois.

Une fois arrivés près de la voiture, alors que ma mère était partie régler le stationnement, une autre dame d'une petite soixantaine d'années s'est approchée pour voir Vanille. En apercevant la cape de chien d'assistance, elle m'a dit :

« On a les mêmes à Woippy ! »

En effet il y avait depuis longtemps un centre de dressage de chiens guides d'aveugles à Woippy (situé au nord de Metz).

La dame s'est accroupie pour caresser et papouiller la petite labrador. J'étais stupéfait, elle connaissait ce type de chien mais pas le comportement qu'elle aurait dû adopter avec. J'ai essayé de lui demander poliment d'arrêter mais elle faisait la sourde oreille. Cela m'a irrité mais je ne lui ai rien dit. Si j'avais haussé le ton, elle se serait dit : « Houlà, c'est qu'il est nerveux, ce handicapé. Il s'énerve dès qu'on touche à son chien. »

De toute façon, je savais que la présence de Vanille à mes côtés n'était plus que temporaire et je n'avais donc plus de raisons de m'entêter à ce qu'elle m'identifie comme son seul et unique maître. J'ai donc attendu calmement que la dame passe son chemin ; ma mère est arrivée et nous sommes rentrés à la maison.

Je commençais à croire que cette petite chienne n'attirait que les dames bien plus âgées que moi et non les jeunes demoiselles ; cela me décevait un peu, j'avais imaginé – au moment de ma demande écrite l'année précédente – que la présence d'un chien à mes côtés m'aurait simplifié l'approche des jolies inconnues dans la rue.

Et par la même occasion, je venais de confirmer ma faiblesse et mon manque de caractère pour réussir à gérer un chien d'assistance.

*

* *

Un membre de la délégation de la Moselle de l'association a téléphoné le week-end du 28 mai 2006 pour prévenir de son passage pour récupérer Vanille le jeudi 1er juin suivant.

La chienne ressentait bien cette séparation ; je ne la touchais plus, je ne la câlinais plus les derniers jours.

Sans savoir ce qui me poussait à le faire, je la prenais sans arrêt en photographie. Non pas parce qu'elle allait me manquer, ce ne serait pas le cas. Mais plutôt par frustration, en ce sens que j'adorais toujours énormément le contact avec l'espèce canine en général et je voulais me rappeler que j'avais eu une belle petite femelle labrador ; mais je voulais aussi me rappeler l'échec et la déception que cela m'avait causés d'avoir un chien d'assistance.

Lorsqu'il est arrivé le jeudi en début d'après-midi, mon père lui a offert le café. Ils ont discuté un long moment et la chienne naviguait tour à tour de l'un à l'autre pour recueillir un maximum de caresses. Je l'observais de loin et j'avais un arrière-goût amer dans la bouche. La voir se faire chouchouter par d'autres que moi, cela me froissait intérieurement. D'être témoin de son comportement, Vanille me donnait l'impression d'avoir manqué de tendresse et d'attention depuis des semaines. J'en étais dépité. Avais-je été si froid et si distant que cela ? En la voyant, je commençais à m'en convaincre et je culpabilisais. Au point que j'avais hâte qu'ils s'en aillent tous les deux. Ce n'était pas du tout que ce type soit désagréable, il était en fait fort sympathique, mais il était présent pour reprendre celle qui aurait dû être ma chienne. Certes, c'était moi et moi seul qui y avais renoncé, mais cette décision irrévocable avait été des plus difficiles à prendre ; parce qu'à travers ce choix j'avais avoué ma faiblesse, mon manque de courage et de persévérance.

En partant il m'a dit :

« Allez, dans la vie, il y a des choses pires que de voir partir son chien ! »

Mon père a acquiescé et moi aussi ; ce gars ressentait bien mon mal-être, mais je ne voulais pas en parler. Tout ce que je voulais, c'était juste qu'il emmène Vanille loin de moi.

Après son départ, je n'arrivais pas à me rendre compte que j'avais eu un chien à moi. L'épisode de sa présence à mes côtés avait été si bref que j'avais l'impression de l'avoir rêvé. Pourtant je ne regrettais rien, j'avais constaté ces trente derniers jours qu'il m'était impossible de me comporter comme un bon maître pour un chien d'assistance selon ce que j'avais appris au stage. Mon sentiment, au lieu de la tristesse, était du soulagement et même de la joie à l'idée que Vanille allait rendre quelqu'un d'autre heureux.

À la minute où la chienne a quitté la maison, j'ai repris ma réflexion sur mon avenir. Sa présence avait monopolisé mon attention et je n'avais pas pris le temps de rechercher une éventuelle formation qui pourrait m'intéresser. De toute façon, je n'avais pas envie de retourner sur les bancs de la faculté ou d'une école quelle qu'elle soit. Je ne voulais plus revivre les contraintes que mon handicap m'imposait (principalement la course perpétuelle après chaque cours pour récupérer les notes que je ne pouvais pas prendre) et la fatigue que celles-ci engendraient. D'autant plus que mon état physique et mental ne m'aurait sûrement pas permis de pouvoir gérer cela de manière autonome.

J'en revenais toujours à ce même problème : la perte de mon autogestion m'effrayait et j'acceptais uniquement de faire les choses que je pouvais faire seul ; autrement dit : pas grand-chose.

Et puis dorénavant je voulais faire quelque chose de concret et d'utile pour une entreprise ou tout simplement pour les autres. Pour cela, je ne voyais que la solution d'entrer dans la vie active. Fort d'une expérience très positive datant de l'été 2004 précédant mon emménagement dans le petit studio nancéen, j'espérais pouvoir intégrer une aussi bonne et stimulante équipe, que celle que j'avais connue pour faire du télétravail ou de l'accueil.

*

*   *

Pourtant une chose encore demeurait morose dans ma tête. Pour réussir à tourner définitivement la page et aller de l'avant, il fallait que j'affronte mes démons et que je retourne à la résidence Le France à Nancy – mon ancien chez-moi, lieu de l'accident. Il fallait que je puisse garder un bon dernier souvenir de cet endroit qui resterait à jamais gravé dans ma mémoire.

Ainsi, le mercredi 14 juin 2006, je suis allé passer l'après-midi à Nancy. Je m'y suis rendu en train comme je l'avais fait des dizaines de fois toute l'année avant l'accident.

Tout au long des quarante minutes de voyage, j'avais un sourire jusqu'aux oreilles. Les autres passagers devaient me croire attardé mental de sourire « bêtement » ainsi. La joie et l'émotion se sont intensifiées à l'arrivée à la gare de Nancy. Je me fichais d'être pris pour un fou, personne ne pouvait imaginer l'ivresse, l'euphorie, la jubilation et l'explosion de bonheur que j'ai ressenti à l'instant où le train s'est arrêté. J'avais envie de crier ma jouissance dans toute la gare.

« NANCY ! CHEZ MOI ! ENFIN J'Y SUIS À NOUVEAU ! »

Gai et souriant, j'ai retrouvé Nathalie, une copine de la faculté de droit qui m'avait rendu visite quelques mois auparavant à l'hôpital Belle Isle de Metz. Elle était venue m'attendre au train pour que l'on passe l'après-midi ensemble.

Nous sommes allés à la Pépinière – le parc du centre-ville de Nancy – pour y trouver un endroit au calme et quelque peu ombragé car un grand soleil radieux illuminait la journée. Nous sommes restés là à discuter de tout et de rien pendant environ deux heures. Elle m'a dit qu'elle partait le soir même pour aller travailler tout l'été dans un hôtel du sud de la France.

Ensuite nous nous sommes dirigés vers mon ancienne demeure, où j'avais fixé rendez-vous à Géraldine. Celle-ci habitait toujours au cinquième étage de la résidence Le France et comprenait fort bien mon besoin d'accompagnement et de soutien dans ma démarche.

Je n'en avouais rien, mais j'étais terrifié parce que j'ignorais comment j'allais réagir en retournant dans cet endroit plein de souvenirs merveilleux, douloureux et horribles. Je n'arrivais pas à imaginer comment devrait réagir le commun des mortels et cette peur de l'inconnu, de l'inattendu me glaçait le sang.

Ainsi, secondé par mes deux amies, j'ai entrepris ma « visite exorcisante ».

En entrant dans le hall, j'ai revu le brancard que les pompiers n'avaient pas monté, le jour de l'accident, parce que l'ascenseur était trop court pour qu'ils puissent me redescendre allongé dessus. Ce n'était qu'une hallucination ; mais quand j'ai vu que mon nom ornait toujours la boîte aux lettres au numéro quatre cent dix-huit (le numéro de mon ancien studio), j'ai ressenti de grands frissons tout le long de ma colonne vertébrale. J'ai eu en même temps chaud et froid à partir de cet instant. Nous avons appelé l'ascenseur et mon cœur battait de plus en plus vite. J'ai appuyé sur le deux en y entrant, mon ex-étage.

L'ascension a été assez rapide, à peine l'ascenseur ouvert j'ai foncé vers celle qui était neuf mois auparavant ma porte. J'ai sonné puis frappé. À tout hasard car, comme mon nom était toujours sur la boîte aux lettres, cela signifiait que l'appartement était inoccupé depuis que mon père l'avait vidé et qu'il avait rendu les clefs en janvier dernier.

Quelque part j'avais espéré pouvoir retourner à l'intérieur pour re-visualiser une dernière fois la terrible scène de l'accident afin de réussir à l'effacer à jamais de ma mémoire ensuite. J'étais un peu déçu. Mon exorcisme n'était pas total.

En repartant vers la rue, j'ai déclaré aux filles, tout de même fier de moi :

« Je ne pourrai plus dire que la dernière fois que je suis sorti de l'immeuble c'était avec les pompiers et sur un brancard ! »

Et c'était cela le principal.

Ensuite je leur ai offert un verre à la terrasse du bar *Le Passage bleu* et Aurélie – une autre copine que j'avais connue à la faculté de droit de Nancy – nous y a rejoints. Elle ne m'avait pas vu depuis début septembre 2005, et selon ses dires je n'avais pas changé, du point de vue apparence physique. Elle ne pouvait pas imaginer combien cela me faisait plaisir de savoir que j'avais retrouvé une image corporelle, aux yeux des autres, semblable au moi-même que j'avais été jusqu'à l'accident.

Nous avons évidemment parlé de l'expérience « chien d'assistance » que je venais de vivre. Vanille ne me manquait pas, mais les derniers mots de la responsable du centre de dressage de Lyon, même si dans un sens elle avait raison – j'avais pris la place d'un autre au stage d'avril – résonnaient encore dans ma tête : « Je ne veux plus entendre parler de toi ! »

La fin de l'après-midi est très vite arrivée, trop vite. Nathalie nous a quittés pour préparer son départ. Géraldine et Aurélie m'ont raccompagné à la gare pour me laisser m'en retourner à Metz, chez mes parents.

Seul dans le train à attendre le départ, je regardais les cicatrices des brûlures de mon poignet gauche en pensant : « C'est à Nancy que tout a commencé, c'est à Nancy que tout devait finir ! »

J'ai fermé les yeux très fort pour retenir mes larmes et le train a démarré.

# Remerciements

*De l'écriture est né l'écrivain.*

Souvent je me dis que sans cet accident, je n'aurais pas écrit. Mais une chose est certaine : jamais mon récit n'aurait pris la forme d'un manuscrit sans instigations extérieures.

Ce livre est l'expression de mon infinie reconnaissance envers tous ceux cités, directement ou non, dans mon témoignage, qui m'ont accompagné et soutenu durant ces neuf mois de calvaire.

Je dois le courage et la force d'avoir continué jours après jours ma rédaction, qui a duré pendant deux ans, à une promesse que rien ni personne n'aurait pu perturber.

L'envie d'écrire à la condition de bien le faire m'anime depuis le premier mot de ce livre. C'est pourquoi les conseils, les commentaires et les guidages de personne littérairement bien plus avertis que moi m'ont été fondamentaux et je veux leur témoigner ici toute ma gratitude.

Je tiens à citer une amie qui a tout de suite répondu présente quand je lui ai dit que je voulais écrire un livre : Germanté Kavaliauskas. Étudiante en lettre, elle a éclairé mes premiers pas dans le monde de l'Écriture et m'a mis en relation avec l'association « Des Marches ». Après avoir mis le point final à mon manuscrit, je l'ai relu de nombreuses fois à la recherche de fautes ou de non-sens éventuels dans mes phrases ; ma cousine, Irène Coppa, psychologue à Toulouse, m'a secondé dans cet exercice.

À tous ces gens, ainsi qu'à mon préfacier, le professeur Arnold Munnich,

J'adresse du fond du cœur, le plus sincère MERCI.

# Postface

*La tâche d'un individu handicapé est lourde : il faut se faire une place dans le regard des autres, se faire une place parmi les autres, autrement dit : être plus ou moins satisfait de l'image que les autres nous renvoient de nous-même. À un certain stade du handicap, d'une certaine différence, on s'évertue de trouver sa propre définition de la normalité. Que signifie être « normal » ou « pas normal » ?*

*Tout au long de son propre récit, Mathias s'applique à rendre compte de ce que signifie son handicap. Avec ses humeurs en couleurs, maussades ou furieuses, il traduit quelques moments de sa jeune existence. L'accident en question est le déclencheur de sa volonté cathartique d'exprimer, à quiconque veut entendre, la souffrance qu'il a vécue, qu'il vit peut-être encore aujourd'hui. En somme, il réfléchit sur sa condition à faire partie d'une société, à s'intégrer, à se débrouiller.*

*« Tu n'es pas comme les autres » : combien cette idée est douloureuse de sens lorsqu'à l'adolescence les regards d'autrui se braquent sur vous, lorsqu'à cette étape de la vie on cherche absolument à faire partie d'un groupe, d'un réseau, d'une communauté. Dans le cas de Mathias et pour sa famille, il n'est pas né en connaissance de son handicap. Celui-ci s'est développé lentement et sournoisement en lui. Il nous montre l'évolution de sa maladie : comment a-t-elle grandi en lui, en même temps que lui. Voici donc l'ataxie de Friedreich : un nom bien compliqué, qui ne fait pas écho au grand public, puisqu'elle reste méconnue. Dans cette suite logique où Mathias apprivoise sa maladie, il va en même temps apprendre la distinction entre la « normalité » ou « anormalité ». Ce sont plus exactement les autres qui lui apprendront sa différence. Mais faut-il la faire ? Comment les empêcher de marquer cette différence, alors que les jugements sous diverses formes sont intrinsèquement propres à l'esprit humain ? De la même manière que la société nous pousse à réfléchir sur nous-même, de la même manière également, on apprend à faire la part entre les mots et les choses ; on apprend à relativiser.*

*Avec beaucoup d'émotions, il nous dévoile son intimité, il nous livre ce que cela représente ne pas être comme tout le monde. Dans la partie qui relate son accident, il nous enseigne sur sa conception et son expérience de la différence. Il décrit son quotidien, que nous les supposés « normaux », nous ne connaîtrons probablement jamais, à moins de le vivre à notre tour un jour. Nous ne pouvons qu'interpréter sa situation, son ressenti ; mais lui seul, avec sa propre expérience, détient le véritable sens de la différence, de ce que cela signifie être «normal» ou non. En définitive, cette notion de la «normalité» apparaît plus clairement explicitée, lorsqu'elle provient d'un individu qui subit cette différence. Ainsi, Mathias propose sa propre définition et son point de vue sur ce qui est «normal» ou non: «le sens de la «différence» pour les autres devient mon sens de la "normalité" et leur sens de la "normalité" me devient finalement étranger».*

*Qu'on le veuille ou non, Mathias nous fait prendre conscience, que deux mondes se juxtaposent: les présumés «normaux» et les autres. Ces autres s'efforcent à être considérés comme les autres aux yeux des autres, grâce aux combats qu'ils mènent au quotidien. Et la bataille de Mathias est de garder la motivation et la patience pour faire face à la société si préjugeante.*

*Il nous dévoile au fil des pages les deux pans de sa condition de handicapé. La première et la meilleure, est qu'il nous prouve par ses diverses étapes de la vie, qu'il a su justement se montrer autonome. L'épisode qui précède l'accident dévoile la débrouillardise de ce jeune étudiant: il loue un appartement, subvient à ses propres besoins, est tout simplement indépendant. Le second pan est moins amusant et il est d'ailleurs à l'origine de ce livre: L'accident.*

*Offrir son intimité à moi, me confier les évènements de sa vie aussi facilement qu'il l'a fait, cet épisode continue à m'étonner. Nous nous sommes connus au collège, nous nous croisions dans les couloirs entre deux cours, il nous est arrivé aussi d'être une année dans la même classe. Mathias me faisait souvent rire parce qu'il avait le rire facile (aussi facile que le mien), parce que comme tout adolescent que nous* étions, nous aimions la dérision, les blagues parfois moqueuses sur les professeurs. Puis, au fil du temps, nos chemins se sont éloignés et nous avons passé plusieurs années sans communiquer. Chacun de nous commençait à entreprendre des chemins, des cursus scolaires différents : à la sortie du collège tout le monde s'éparpille et se déconnecte plus ou moins. Par un grand hasard, nous nous sommes retrouvés alors que nous étions tous deux entrés à l'Université à Nancy. Quelques mois après son accident, Mathias avait repris contact avec moi pour m'annoncer sa longue hospitalisation et pour prendre de mes nouvelles, moi qui ne l'avais jamais fait, par oubli et manque de temps sans doute. Souvent, après une longue distance temporelle, les gens sont dissuadés de renouer des liens avec leurs anciens camarades. Il faut croire que ma conduite fut semblable à ces gens. Mais le jour où nous reprîmes contact, il m'expliqua alors son projet exutoire d'écrire un livre à la suite de ce qu'il lui était arrivé.

Durant les années où nous nous croisions, jamais je n'aurais pu imaginer le style de vie de Mathias. Sans doute sans son projet d'écriture, je serais passé à côté de cet individu, de son vécu, de sa vie, de ses parcours émouvants et peu ordinaires. Sans cette intention littéraire, je me serais sans doute enfermée dans le souvenir d'un Mathias drôle, plein de vitalité, qui amusait les camarades de classe par sa jovialité. Je n'aurais pas connu cette intégrité qui fait de lui un être humain comme les autres, avec ses soucis et ses remises en questions quotidiennes. J'aurais persisté à me voiler la face sur ce que représentait un quotidien de handicapé. Cloîtré dans un silence réciproque, je n'aurais sans doute jamais osé lui infliger une question banale et pourtant si large de sens du genre : comment vis-tu cette situation de handicapé ? Le simple fait de prononcer ce mot me semblait tabou, et il est possible qu'il continue à l'être encore aujourd'hui. Même si je suis loin d'appréhender complètement Mathias, au moins je peux me réjouir de la place qu'il m'a accordée dans cette aventure, il s'est livré à moi, sans trop de gêne apparente. Mais même si je peux me réjouir de son ouverture, sans doute jamais une personne « valide » ne pourra s'immerger dans le corps et l'esprit d'un individu handicapé, car pour bien assimiler cette différence il faut apprendre à vivre avec un corps lui-même handicapé. Seule cette enveloppe corporelle, qui nous sert de moteur et d'apparence, fait prendre conscience à notre esprit invisible, ce que cela représente de vivre ne serait-ce qu'un jour handicapé. Sans ce corps en difficulté, notre esprit ne peut comprendre les tourments que cela crée dans l'existence et ce que cela engendre.

***Germanté Kavaliauskas***

Beaucoup de gens
sont tellement contents de savoir
qu'ils ne sont pas seuls…

AFAF – Association Française
de l'Ataxie de Friedreich
12 place Brisset
02500 Hirson (France)
Tél. : 03 23 58 61 65
courriel : afaf@nordnet.fr
www.afaf.asso.fr
www.orpha.net/nestasso/AFAF

**Association « Des Marches »**
http://blog.ifrance.com/desmarches
www.dailymotion.com/des-marches

**Pour contacter l'auteur :**
mathias.coppa@orange.fr
http://mathcopp.skyrock.com

Achevé d'imprimer en novembre 2009
sur les presses de la Nouvelle Imprimerie Laballery
58500 Clamecy
Dépôt légal : novembre 2009
Numéro d'impression : 911164

*Imprimé en France*

La Nouvelle Imprimerie Laballery est titulaire de la marque Imprim'Vert®